大都會文化
METROPOLITAN CULTURE

揭開妳身體的秘密

女性自我檢測枕邊書

妳了解自己的身體嗎?
打敗婦科疾病,從easy的自我檢測做起!

陳敏◎編著

前言

　　女性身體是一個奇妙的領域，有人曾比喻女性擁有兩座花園，臉就是身體的表象花園，而生殖系統就是我們的秘密花園。

　　女性有女孩轉變為女人，身體秘密的產生了微妙的變化。月經來潮、乳房增長到懷孕生產，每一個過程對女孩來說，都是初體驗。女孩們對於第二性徵的出現，難免有一些好奇，卻又羞於開口。對自己的身體構造不夠了解，不知該如何提問，更不知可以向誰提問，沒有正確管道提供相關資訊，這樣的情況，使許多女孩遇到生理問題，都陷入了不知所措的窘境。

女孩有問題，那麼女人呢？當然也是。

　　女性對於自己的婦科疾病，通常難以啟齒，覺得是一件很私密的事，有時已經影響到日常作息，還是不願意去醫院做檢查，甚至因此延誤了黃金治療期。有許多人說，「女人是水做的」，意指女性感情豐富、柔情似水，但如果我們從生理層面來看，應該說「女人是血做的」，「血」對女性十分重要，每個月的月經週期是否正常，關係著我們能否有好體力、好氣色，如果月經順，婦科疾病自然跟著變少，懷孕生產也變得更加容易。

　　《揭開妳身體的秘密—女性自我檢測枕邊書》是一本教我們認識自己身體的完全手冊，裡面詳細的介紹女性月經、乳房、懷孕、更年期會碰到的許多問題，精心繪製 20 個女性自我檢測圖，簡單的讓我們了解自己身體所發生的警訊，該如何處理，另外，關於女性皮膚、頭髮及身材的保養，也有精闢獨特的見解，讓我們輕鬆成為「天使臉孔、魔鬼身材」的魅力女性。

　　身為女孩，有一些事學校沒教不代表我們可以不學習；身為女人，有一些事學校沒教不代表我們可以不了解，想要活得健康、活得美麗，首先要了解自己的身體，因為擁有健康才能擁有美麗，也才能成為一個完美新女性！

目錄

PART 1 我的祕密花園

PART 4 我的秀麗山峰

PART 5 我的水嫩肌膚

PART 6 我的飄逸瀑布

PART 1 我的祕密花園

女性身體是一個奇妙的領域，
有人曾比喻女性擁有兩座花園，
臉就是身體的表象花園，
而生殖系統就是我們的祕密花園。

女性生殖器的構造 側面圖

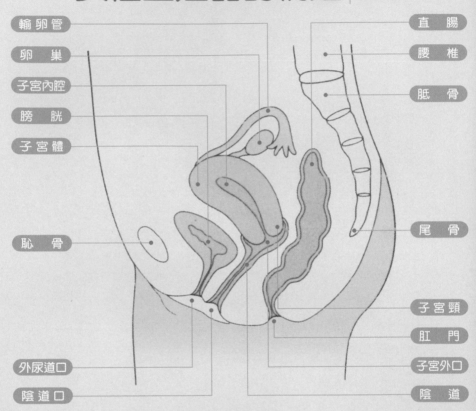

輸卵管
卵　巢
子宮內腔
膀　胱
子宮體
恥　骨
外尿道口
陰道口

直　腸
腰　椎
骶　骨
尾　骨
子宮頸
肛　門
子宮外口
陰　道

　　女性的秘密花園內有內生殖器和外生殖器。它們就像一個住在院子裡，一個住在屋子裡一樣。

　　內生殖器包括陰道、子宮、輸卵管和卵巢，輸卵管和卵巢又被稱為子宮附件。卵巢為產生卵子和分泌女性激素的生殖腺；輸卵管為輸送卵子和受精卵的管道；子宮為產生月經血、孕育胎兒的場所；陰道為性交器官。女性外生殖器包括陰阜、大陰唇、小陰唇、陰道前庭、陰蒂、前庭大腺等。

子宮與卵巢的構造 正面圖

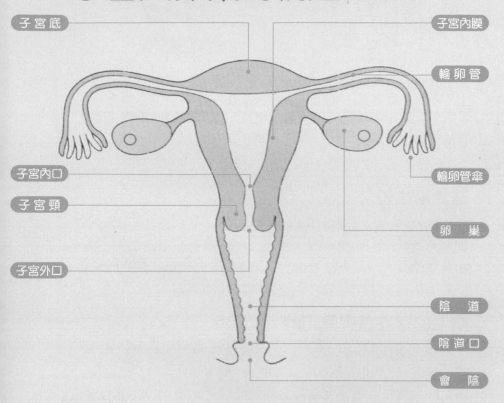

子宮底　　　　　　　　　　　　　　　　　子宮內膜

　　　　　　　　　　　　　　　　　　　　輸卵管

　　　　　　　　　　　　　　　　　　　　輸卵管傘

子宮內口　　　　　　　　　　　　　　　　卵　巢

子宮頸

子宮外口　　　　　　　　　　　　　　　　陰　道

　　　　　　　　　　　　　　　　　　　　陰道口

　　　　　　　　　　　　　　　　　　　　會　陰

　　子宮被人們譽為「胎兒的宮殿」、「月經的故鄉」和「生命的搖籃」，可見，子宮對於女性多麼重要。子宮從發育成熟後就開始履行自己的繁重使命—形成並排出月經、生兒育女，直至衰老退居二線。

　　卵巢對女性的身材、容貌、生育具有重要的作用。它有兩種主要的生理功能：一是產生卵子並排卵，二是合成並分泌性激素。卵巢保養得好，可以使面部皮膚細膩光滑，永保韌性和彈性，還能促進生殖系統及身體健康。

外陰

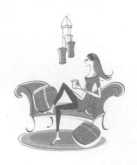

人們稱女性的外陰為私處，因為它很隱密，但和內生殖器相比，它卻又很外露。女性外生殖器指女性性器官的外露部分，包括：陰阜、大陰唇、小陰唇、陰蒂、陰道前庭、前庭大腺、前庭球、尿道口、陰道口和處女膜。

維納斯之丘

陰阜被西方人稱為「維納斯之丘」，來形容其曲線的外形，如同連綿起伏的山巒。陰阜裡面有較多的脂肪組織填充支撐，故質地很柔軟，性成熟後皮膚生有陰毛。它主要的作用是做為「脂肪墊」，避免造成性器官的損害與身體的不適。

陰毛的存在是有原因的

環繞著陰道的毛髮可以減輕做愛時的衝擊和對於皮膚的摩擦。同時，它們也是誘人的「春藥」，至少在穴居人時期如此——陰道的毛髮幫助收集女性荷爾蒙的味道，來吸引其他異性。

大小花瓣

大陰唇是一對皮膚隆起，由脂肪組織、彈性纖維及靜脈叢組成，因此在受傷後容易血腫。未婚的女性兩側大陰唇會自然合攏，遮蓋陰道口及尿道口。而經過生育後，則因分娩影響而向兩側分開。

如果形容大陰唇形似兩朵花瓣，小陰唇則是更小的花瓣。位於大陰唇內側的它表面光滑，後端匯合形成陰唇繫帶，前端匯

合形成陰蒂包皮。小陰唇黏膜下有豐富的神經分布，感覺非常敏銳。

陰唇很少有完美對稱的

就像一邊的胸部總會比另一邊長得豐滿一樣，一側的陰唇也會比它的鄰居長一些或者厚一些。不管你覺得自己的兩片陰唇有多麼不協調，專家還是會說這都屬於正常範圍，它們的長短大小薄厚也不會影響到你的健康或者性快感。

最敏感的地帶

在兩側小陰唇之間的頂端，有與男性陰莖海綿體相似的組織，稱為陰蒂，其直徑約 6~8 mm。雖然它不起眼，但是充滿了神經末梢，是女性最為敏感的地帶之一。

尿道口 ≠ 陰道口

有人會以為尿液和經血都從一個地方流出來，但實際上並不是這樣的。尿道口位於陰蒂之下，其後壁有一對腺體，稱為尿道旁腺，開口於尿道後壁，常為細菌潛伏之處。而陰道口位於尿道口下端，這才是陰道的入口以及經血的出口，分娩時胎兒也是通過這裡降生出來的。它富有彈性和伸縮力，在性交和分娩時會增大。

處女膜

如果初夜沒有出血，那可能是你曾在不經意間弄破了處女膜——這層薄薄的小膜通常會附在陰道的開口處——做運動和放置衛生棉條都有可能對它造成損害——甚至有的人生來就沒有處女膜。相反，還有的人處女膜過厚，於是不得不透過手術來進行摘除——這樣才有可能進行性生活或者放置衛生棉條。

「她」的清潔很重要

外陰極易藏汙納垢，是很多致病菌、病毒等病原微生物的孳生場所，這不僅會破壞陰部周圍正常的「生態環境」，還會使女性的陰唇、陰道直接遭受病原微生物的侵襲和不良刺激，久而久之，會使陰部的防禦能力下降，產生多種病變，因此保持外陰潔淨尤為重要。

聞聞氣味

外陰部時常會散發出一些氣味，這是陰道或者更裡面的生殖器所給予的一些信號，我們可以用鼻子聞聞她的氣味來檢查一下身體是否健康。一般正常的氣味是清淡的腥味、汗酸味或無味。如果出現了腥臭味、腐臭味或特殊的氣味，就可能出現了問題。

使用清水清洗

對於日常外陰清洗，一般推薦使用清水，儘量不要用沐浴乳、香皂以及市場上出售的專用洗液。因為這些物質都含有一定的鹼性，具有殺菌作用。而外陰的環境常受到清洗物質的破壞，導致陰道內菌群失去平衡，失去了原有的自潔能力，給細菌的侵入和氾濫以可乘之機，陰道炎也就是在這種情況下發生的。

外陰搔癢（全身性）自我檢測

如上述情況與你的情況不符合，請盡快到醫院進行全面檢查。

START

外陰搔癢、發紅、白帶異常，小便次數增多，多飲、多食、消瘦

 是

可能的問題：
糖尿病

否

全身皮膚發黃，除外陰搔癢外，全身搔癢明顯，大便發白、小便色黃

 是

可能的問題：
梗阻性黃疸

否

除外陰搔癢外，全身搔癢明顯，皮膚乾燥，脫皮明顯，眼睛乾澀

 是

可能的問題：
維生素A及維生素B缺乏

否

除外陰搔癢外，還有陰部充血

 是

可能的問題：
懷孕期或經前期

否

年齡偏小，除外陰搔癢外還有肛周搔癢，多為夜間發作

 是

可能的問題：
寄生蟲感染

否

外陰搔癢特別嚴重，找不到明顯的全身或局部原因

是

可能的問題：
不明原因外陰搔癢

外陰搔癢（局部性）自我檢測

外陰搔癢還伴有白帶異常 — 是 → 白帶呈稀薄的泡沫狀，量增多 — 是 → **可能的問題：** 滴蟲性陰道炎（見33頁）

↓ 否

白帶呈白色稠厚豆腐渣狀，量多 — 是 → **可能的問題：** 念珠菌性陰道炎

以奇癢為主要症狀，伴有外陰皮膚發白 — 是 → **可能的問題：** 外陰白色病變（見22頁）

↓ 否

曾使用過肥皂、保險套和一些清潔劑後出現外陰搔癢 — 是 → **可能的問題：** 藥物過敏或化學品刺激

↓ 否

經期時使用不乾淨的衛生紙巾，穿不透氣的內褲導致的外陰搔癢 — 是 → **可能的問題：** 不良衛生習慣

↓ 否

出現擦傷、疱疹、溼疹 — 是 → **可能的問題：** 皮膚病變

外陰常見疾病自我檢測

如上述情況與你的情況不符合，請盡快到醫院進行全面檢查。

START

外陰部有嚴重的挫傷，有疼痛感，能見到皮下瘀血或血腫 —是→ 可能的問題：外陰損傷 —是→ 對策：
1.立即用冷水冷敷患部，儘量減少不必要的活動
2.血腫較大者，可使用止血藥，如安絡血、止血敏、維生素K

否↓

在外陰部能摸到硬結或腫物，常伴有疼痛或搔癢，有的人在外陰部位還長有經久不癒的潰瘍 —否→ 性行為複雜，發病時外陰搔癢，分泌物增加，開始外陰部的皮膚粗糙不平，隨後可摸到毛刺狀或者大小不等的菜花狀、雞冠花狀的灰白色腫塊，多分布在小陰唇的內側、大小陰唇的唇間溝、會陰和肛門 —否→ 外陰奇癢難忍，抓破以後伴有局部疼痛，外陰皮膚增厚，顏色多為暗紅色或粉紅色，多夾雜有界線清晰的白色斑塊

是↓

可能的問題：外陰腫瘤（見23頁）

是↓

對策：
1.明確腫瘤性質
2.制定相應的治療方案：包括手術治療、放化療輔助等

是↓

可能的問題：尖銳濕疣（俗稱菜花）

是↓

對策：
1.藥物治療
2.物理治療
3.手術治療

是↓

可能的問題：外陰白色病變（見22頁）

是↓

對策：
1.保持外陰皮膚清潔乾燥
2.局部用藥

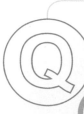

Q 我們應該如何預防陰道炎？

 A 從日常生活來說，預防陰道炎應該注意 8 點。

第 1 少穿緊身或貼身的褲子，如牛仔褲等，夏日宜穿裙子或寬鬆褲。另外要避免穿著緊身尼龍內褲，內褲最好選擇棉質的。

第 2 為了減少刺激或者過敏，應該用無香味的衛生用品，避免使用添加芳香劑的衛生棉或衛生紙。

第 3 不要用各種藥液清洗陰道，這樣做反而會破壞陰道的內環境，導致陰道炎的發生。

第 4 有些女性朋友擔心白帶弄髒內褲或懶得清洗內褲，平日總是用衛生護墊，這種做法是不正確的。不是月經期，儘量不要用衛生護墊。可以每天晚上用清水洗淨外陰，更換內褲。

第 5 正常情況之下，我們的天然免疫系統會自動去應付這些入侵的菌種，所以我們平時就要有健康均衡的飲食，少吃刺激性的食物，讓免疫系統正常運轉。

第 6 使用抗生素一定要經過醫師的同意，因為抗生素雖然可以殺死細菌，卻會助長黴菌的孳生，所以千萬不要濫用抗生素。

第 7 許多陰道炎都是通過性行為所感染的，如果性伴侶過多，就較難掌控是否感染的情況，所以只要性生活單純，感染特定的陰道炎幾率就會大大減少。

第 8 保持心情愉快也是一種增進免疫力的好方法，另外平常的生活作息也要正常，這樣才能讓免疫系統正常運作。

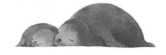

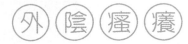

外陰瘙癢多是由各種不同的外陰病變所引起的一種症狀，但也可發生於外陰完全正常者，一般多見於中年婦女。當瘙癢加重時，常常會使人坐臥不安，以致影響生活和工作。

症狀

多表現為持續性或陣發性瘙癢，常在夜間加重，瘙癢部位多發生在大、小陰唇周圍及陰蒂部位。

治療

（1）一般治療。注意經期衛生，保持外陰清潔乾燥，切忌搔抓。不要用熱水洗燙，忌用肥皂。有感染時可用高錳酸鉀溶液坐浴，但嚴禁局部擦洗。衣著特別是內褲要舒適透氣，多選用純棉材質，避免化纖材質。忌酒及辛辣或過敏食物。

（2）病因治療。消除引起瘙癢的局部或全身性因素，如滴蟲、黴菌感染或糖尿病等。

（3）對症治療。①外用藥。急性炎症時可用 1% 雷鎖辛、利凡諾溶液或 30% 硼酸液濕敷，洗後局部塗擦 40% 氧化鋅油膏；慢性瘙癢可用皮質激素軟膏或 2% 苯海拉明軟膏塗擦。②內服藥。症狀嚴重時可口服撲爾敏 4 毫克、苯海拉明 25 毫克或異丙嗪 25 毫克，以兼收鎮靜和脫敏之效。

預防

（1）保持外陰清潔、乾燥，不要用清潔劑洗得過勤。勤換洗內褲，內褲宜寬大，最好使用質地柔軟的棉製品。

（2）忌酒及刺激性食物。

（3）切忌搔抓、摩擦、熱水燙洗。

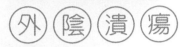

外陰潰瘍往往是由某些外陰疾病如外陰炎、外陰腫瘤等引起的症狀，或者是外陰疾病發展中出現的一個過程。潰瘍以小陰唇和大陰唇內側最為多見，其次為前庭黏膜及陰道口周圍較為多見。大多數的外陰潰瘍由外陰炎引起，非特異性外陰炎、單純疱疹病毒感染、白塞病、外陰結核、梅毒、性病性淋巴肉芽腫等都可以引起外陰潰瘍。此外，約有 1/3 的外陰癌，在早期表現為潰瘍。

症狀

外陰潰瘍是指外陰部位如大小陰唇、陰道口周圍、陰蒂等處出現破潰，大多數潰瘍會有明顯的疼痛，在小便、走路摩擦時，疼痛更加厲害。

治療

治療外陰潰瘍，主要針對病因治療，病因沒有了，潰瘍自然好轉、痊癒。所以出現外陰潰瘍後，不要亂用抗生素或一些洗液，而應及時去醫院檢查清楚後再治療。另外注意應保持潰瘍處清潔、乾燥，避免摩擦。

預防

（1）注意個人清潔衛生，定期清潔外陰。
（2）及時徹底治療早期病變，防止病變發展到晚期階段。
（3）婚前、孕期常規梅毒血清學檢查。
（4）嚴格挑選血源，供血者一律做梅毒血清試驗。
（5）由性傳播性疾病導致的外陰潰瘍，早期應有效地控制感染並追蹤傳染源性伴侶，不論有無症狀均應治療。

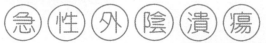

（1）非特異性外陰炎。病情較輕，多在搔抓之後出現潰瘍。潰瘍一般比較表淺，但疼痛比較厲害，有時還可出現全身症狀，如低熱、乏力等。

（2）疱疹病毒感染。這種情況起病較快，剛開始病患處會出現多個疱疹，疱疹破潰後變成淺表的潰瘍，潰瘍大小不一，基底部呈黃灰色，邊緣組織略高，有明顯充血、水腫，有劇痛。出現潰瘍的同時還伴有發燒、全身不適、腹股溝淋巴結腫大等症狀。病情多在1~3周內自行癒合，但常復發。

（3）白塞病。也稱「眼口－生殖器綜合症」，是急性外陰潰瘍常見的原因。急性外陰潰瘍是白塞病的一個發展階段，可與眼、口腔病變同時發生或先後發生，容易復發。臨床上分為3種類型，其中以壞疽型最嚴重。壞疽型大多先有全身症狀，如發熱、乏力等，之後病變部位紅腫、潰瘍，潰瘍邊緣不整齊，表面有大量膿液，或汙黃至灰黑色的壞死膜，將膜擦去後可見底面不平整，局部疼痛厲害。病變發展迅速，可造成小陰唇缺損。另外的兩種類型——下疳型、粟粒型，症狀比較輕，病程緩慢，痊癒快。

（4）性病如梅毒、軟下疳及性病性淋巴肉芽腫均可引起外陰潰瘍。

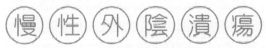

　　慢性外陰潰瘍是指潰瘍持續時間較長，或者反復發作者，多見於外陰結核及外陰癌。外陰結核是由於存在其他部位的結核，如嚴重的肺、胃腸道、內生殖器結核。其病變發展緩慢，開始為外陰出現一小結節，不久即潰破為邊緣軟薄的淺潰瘍，潰瘍經久不癒，並可向周圍擴展。潰瘍形狀不規則，基底凹凸不平，表面有乾酪樣汙苔。但平時潰瘍處不痛，只有受尿液刺激或摩擦後才有疼痛。外陰癌在早期可表現為丘疹、結節或小潰瘍。此病多發源於大小陰唇、陰蒂等處，癌症引起的潰瘍，與結核性潰瘍很難分別，需做活檢確診。

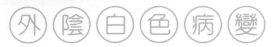

外陰白色病變

也稱為慢性外陰營養不良，一般發生在30~60歲的婦女。

症狀

外陰奇癢為主要症狀，瘙癢時間從發病到治療有 2～3 個月，也有達 20 年之久。瘙癢劇烈程度不分季節與晝夜，如伴有滴蟲性或黴菌性陰道炎，分泌物會更多，局部有不同程度的皮膚黏膜色素減退，常有水腫、皸裂及散在的淺表潰瘍。

治療

（1）消除誘因。對伴有糖尿病或滴蟲性陰道炎黴菌性陰道炎者，應進行治療。少食辛辣食物，保持外陰清潔，避免肥皂擦洗、搔抓及使用有刺激性的藥物。可服多種維生素及鎮靜劑、脫敏劑。

（2）局部用藥。①外洗藥。中藥苦參洗劑或其他中藥水煎燻洗。②對萎縮型用 1%~2% 丙酸睪丸素魚肝油膏（丙酸睪丸素 100～200 毫克，加於 20% 魚肝油軟膏 10～20 克內）外擦，每日3~4次，連用2~3個月，能使皮膚變厚變軟，粘連鬆解。③對增生型、混合型可用地塞米松、氫化可的松軟膏，混合型者還需用丙酸睪丸素魚肝油膏外擦。

（3）雷射治療。雷射治療對於硬化苔蘚型營養不良有止癢之效，能加快潰破創面癒合及改善局部血液循環。

（4）手術治療。中、重度不典型增生，或經非手術治療經久不癒的潰瘍、皸裂，可考慮單純外陰切除術。

預防

有白色病變的人，更要保持外陰部位的清潔乾燥，不要用肥皂或其他刺激性藥物清洗外陰，也不要用手去搔抓，不要吃易引起過敏的海鮮或辛辣食物，衣服要寬大，不要穿不透氣的人造纖維內褲。

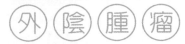 外陰腫瘤

外陰良性腫瘤較少見，惡性腫瘤則多見，外陰癌占女性惡性腫瘤的 3%～5%，平均發病年齡為 60 歲。

病因

約半數的外陰癌有外陰白色病變史，但外陰白色病變發生癌變者不到 5%，其中伴有無皮不典型增生者為癌前期。此外，外陰乳頭狀瘤、尖銳濕疣等亦可發生癌變。現認為疱疹 Ⅱ 型病毒和人乳頭狀瘤病毒等，為共同的致癌因素。

症狀

外陰癌多位於大陰唇，小陰唇次之，少數可位於陰蒂、會陰及尿道，可能與外陰部經常受摩擦和刺激有關。病變初起時常伴外陰瘙癢，局部出現硬結，逐漸發展成腫塊或形成質硬的潰瘍。晚期癌常有繼發感染、疼痛及血性惡臭的分泌物。癌可侵入尿道和陰道，易發生淋巴轉移。

治療

（1）手術治療。手術治療為首選方法，採用外陰廣泛性根治術和雙側腹股溝深、淺淋巴結清除術，療效良好。

（2）藥物治療。用 5% 的 5- 氟尿嘧啶軟膏塗於患病處，但失敗率為 50%。

（3）雷射治療。主要是用二氧化碳，可保持外陰的外觀，療效較好，但也有 1/3 的復發率。對於有手術禁忌證或晚期不宜手術的患者，放療可有一定療效。

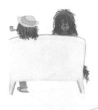

陰道

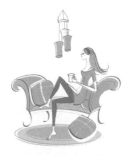

「到男人心裡去的路通過胃，到女人心裡去的路通過陰道」。
這是張愛玲書中的一句話。女性的陰道很神奇，不僅為女性
帶來性高潮，還是寶寶來到這世界上經過的第一條路。

「她」在出生前四個月就已經形成了

胚胎時代的生殖器官會逐漸成熟，並最終讓嬰兒擁有屬於
自己的性別。在胚胎大約 10 周的時候，如果是女嬰，那麼生殖
器官則會生長成為陰道。

「她」只是生殖器官的一部分

許多女性把陰道看作女性生殖器官的全部，這是不對的。
儘管陰蒂、外陰以及尿道距離彼此不過 3 公分，但它們仍然是生
殖器官的獨立構成部分。那麼，女性的陰道該怎麼定義呢？陰道
是一條潮濕的肌肉管道，開始於內陰部位，向骨盆方向延伸大約
8 公分，直到宮頸部位（子宮的開口處）。

陰道內有大量細菌

別害怕，正是這些細菌在維持著陰道內的酸性環境，使我
們免受感染。在你的陰道內，有著 15 種左右的細菌安營紮寨，
它們是對抗有害微生物和細菌的士兵。

「她」會有味道

健康的陰道會稍稍散發出不同的氣味，之所以不同取決於你的用餐，本身的體味，以及你所處的生理週期。其他的味道來源有汗液、食用了大蒜以及混合了分泌物的精液等等。

「她」渴望新鮮空氣

就像你身體的其他部位一樣，陰道也需要新鮮空氣。如果緊身牛仔褲或者人造纖維的內褲讓「她」喘不過氣來的話，細菌就會大量繁殖，很容易造成感染。

「她」會癢癢

皮膚乾燥、流汗、太厚的衣服都會讓你感到瘙癢或者刺痛，不過持續時間超過一天的嚴重瘙癢或者感覺來自陰道內部的瘙癢則不是那麼簡單，有可能是細菌感染或者其他生殖器官的疾病。

「她」也需要健康檢查

每隔 3 個月，你都應該為陰道做一次自我檢查。方法很簡單——撥開陰唇，用鏡子觀察陰部外觀，檢查是否有異常生長物，外陰顏色是否正常。通常我們的檢查不會有什麼大問題，但如果你發現有任何可疑的腫塊或者小包，一定要盡快找醫生進行專業檢查。

拒絕香味

帶香味的肥皂或者芳香清潔劑會破壞陰部的組織。這些清潔用品裡的香味成分可能會引起皮膚不適。正確的洗滌方法是用清水沖洗陰部，不要用香皂。醫生建議女性使用沒有添加劑的衛生紙，無香衛生棉以及無香個人清潔用品。

分泌黏液有多有少

在排卵期，你的荷爾蒙分泌會到峰值，這期間每天會有大概兩湯匙的分泌物產生。這個高峰期是由子宮決定的，分泌物會把子宮內的老化細胞組織帶出來，再形成新的——這是子宮進行自我清潔的方式。在剩下的非排卵期日子裡，你每天的分泌物則會只有半湯匙左右。

生孩子會讓「她」增大 5 倍

通常，我們的陰道直徑不會超過 3 公分。但在寶寶出生前，陰道會不可思議地擴張到 10 公分寬以保證嬰兒的頭部可以通過。不過不必驚慌，在生育過後 6 周，陰道就會（或者說幾乎會）恢復到未懷孕前的大小。

有的女性沒陰道

大約在 4000~5000 名女嬰中就會有 1 個先天沒有陰道。幸運的是，手術可以為她們再造出陰道，她們以後的性生活幾乎不會受影響。

「她」確實能黏住東西

萬一衛生棉條或者避孕套在陰道裡「失蹤」，千萬不要驚慌。它們不會游到子宮裡，更不會游到身體的其他器官裡去的——因為陰道是一條封閉的單行道。如果你不論是平躺著、半蹲著還是站立著都無法用手指勾出裡面的「遺失物品」，那麼就去醫院吧，不過不用尷尬，相信醫生們曾經「打撈」出各種各樣的「失物」，他們早已習慣了。

陰道出血自我診斷分析流程圖

如上述情況與你的情況不符合，請盡快到醫院進行全面檢查。

START

年齡低於18歲的女性

↓ 是

有外傷史，伴有外陰血腫（注意：有處女膜撕裂） — 是 → 可能的問題：陰部外傷 — 是 →

對策：
1.立即用冷水冷敷患處，盡量減少不必要的活動
2.血腫較大者，可使用止血藥，如安絡血、止血敏、維生素K

↓ 否

在小便時出現不規則陰道出血，並出現尿頻、尿痛和血尿症狀 — 是 → 可能的問題：葡萄狀肉瘤

↓ 否 ... 是

出現不規則陰道出血，乳腺增大，外陰豐滿及陰毛腋毛生長，伴有腹部腫塊、腹脹、腹痛 — 是 → 可能的問題：卵巢顆粒細胞瘤 — 是 → **對策：**盡早到醫院就診

↓ 否

停經數月後持續陰道出血數周或一段時間的不規則陰道出血，出血量少 — 是 → 可能的問題：無排卵型出血 — 是 →

對策：
1.止血
2.調整月經週期（性激素治療）

↓ 否

月經過多、經期延長，可能伴有鼻子、牙齦、皮膚出血 — 是 → 可能的問題：血小板減少性紫癜、再生障礙性貧血、白血病 — 是 →

對策：接受詳細血液檢驗，看是否患有血液病

START

年齡大於18歲的女性

是

不規則陰道出血，月經週期紊亂，經期長短不一，出血量時多時少，甚至大量出血休克，或先有短期停經後發生出血，出血量較多，持續長達數月不能自止，可伴有貧血，無腹痛

是 → **可能的問題：**
功能失調性子宮出血

是 → **對策：**
1.排除其他相關婦科疾病
2.止血
3.調整月經週期（性激素治療）

否

白帶增多，呈乳白色黏液狀，淡黃色，膿性或血性，可伴有腰部痠痛、性交痛、性交出血、不孕等症狀

否 → 月經過多，經期延長，或經前2~3天少量陰道出血，有繼發性漸進性疼痛

否 → 有不孕史，月經增多，伴下腹墜脹痛及腰臀部疼痛，有一側或雙側下腹部輕壓痛 **否** →

是

是 → **可能的問題：**
子宮內膜異位症（子宮肌腺病）（見50頁）

是

是

可能的問題：
慢性宮頸炎

是

對策：
1.物理治療
2.藥物治療
3.宮頸錐切術

對策：
1.進行腹腔鏡檢查
2.口服激素調節類藥物或者手術
3.輕症患者也可通過懷孕和分娩的過程來緩解病情的發展

可能的問題：
慢性盆腔炎

是

對策：
1.一般支持治療
2.物理治療
3.藥物治療：抗感染和消炎

過去月經規則，此次停經後出現陰道出血，有輕微下腹部疼痛 → **是** → **可能的問題：** 流產（見96頁） → **是** → **對策：** 首先要驗孕，確認流產後盡速至醫院進行相關處理，並予以抗感染治療

↓ **否**

停經6~8週後出現少量陰道出血、流血不止，突然一側劇烈腹痛 → **是** → **可能的問題：** 異位妊娠（子宮外孕） → **是** → **對策：** 立即至醫院進行手術治療

↓ **否**

在停經12週左右出現陰道出血，呈暗紅色，量多少不定，時斷時續或持續不斷，血中含有水泡狀物，還有大量出血的可能 → **否** → 外陰搔癢或灼痛為主要症狀，急性期白帶增多，呈乳凝塊或豆腐渣塊 → **否** → 陰道有不規則出血，常伴有多毛、肥胖、毛髮分布男性化 → **否** →

↓ **是**

可能的問題： 葡萄胎

外陰搔癢... ↓ **是** → **可能的問題：** 黴菌性陰道炎（見34頁）

陰道有不規則出血... ↓ **是** → **可能的問題：** 多囊卵巢綜合症（見66頁）

↓ **是**

對策：
1.清除宮腔內容物
2.對於年齡超過40歲婦女，可考慮子宮切除術
3.預防性化療

↓ **是**

對策：
1.改變陰道酸鹼度，用碳酸氫（2%~4%）沖洗
2.針對較頑固的感染使用抗真菌藥物

↓ **是**

對策：
1.降低體重
2.醋酸環丙孕酮加乙炔雌二醇（對已生育婦女適用）
3.性激素治療並促進懷孕

不規則陰道出血，血量多少不等，常出現咳嗽、血痰，嚴重者陰道大量出血 →是→ 可能的問題：絨毛膜癌 →是→ 對策：
1.組織學確診斷
2.化療
3.手術治療

否↓

| 中年（35~45歲）婦女，出現月經過多或經期過長，持續或不規則陰道出血，下腹部可摸到硬塊，出現下腹部疼痛及腰背部疼痛 | 否→ | 中年婦女（35~50歲），性交後陰道出血，並有不規則少量陰道出血和白帶增多，呈水樣、白色或黃色，或米湯樣，或混有血液，伴有惡臭，嚴重者會有大量血性惡臭白帶，伴下腰及腰臀部疼痛 | 否→ | 老年婦女，出現持續性少量陰道出血，伴白帶增多，呈黃水狀，嚴重者為膿性或血性排液，有臭味，常伴有外陰搔癢、灼熱或盆腔墜脹不適，或出現尿痛、頻尿或尿失禁 | 否→ |

是↓

可能的問題：
子宮肌瘤
（見52頁）

是↓

對策：
1.照超音波
2.小肌瘤隨訪觀察
3.藥物治療對抗雌激素
4.手術治療

是↓

可能的問題：
子宮頸癌
（見54頁）

是↓

對策：
1.病理切片明確診斷
2.手術治療
3.放射治療

是↓

可能的問題：
老年性陰道炎
（見35頁）

是↓

對策：
1.1%乳酸或0.5%醋酸液陰道沖洗，以增加陰道酸度。甲硝唑塞入陰道
2.雌激素局部或全身用藥

中老年婦女（45~75歲），出現陰道血性分泌物及無痛性不規則出血 —是→ 可能的問題：陰道癌（見38頁） —是→ 對策：
1.手術治療
2.放射治療

↓否

老年婦女（60~69歲）出現陰道性出血性及白帶增多，最早徵狀為性交後少量出血 —是→ 可能的問題：子宮頸癌（見54頁） —是→ 對策：
1.病理切片明確診斷
2.手術治療
3.放射治療

↓否

老年婦女（平均年齡68歲，出血發生時間離絕經時間久，平均10年）一次性陰道出血，血量不多或僅為間歇滴血，出血時間短（3~7天） —否→ 絕經前後出現的持續或不規則出血，初期為水樣，接著混有血液，最後壞死感染時為膿性，有臭味，血量增多，並出現下腹部疼痛 —否→ 絕經前後女性發生的不規則陰道出血，伴有乳房腫脹、觸痛等症狀

↓是

可能的問題：萎縮性子宮內膜

↓是

對策：可適當使用雌激素進行相關治療

（中欄）↓是

可能的問題：子宮內膜癌

↓是

對策：
1.手術治療
2.放射治療
3.孕激素治療
4.抗雌激素治療
5.化療

（右欄）↓是

可能的問題：卵巢顆粒細胞瘤、卵泡膜細胞瘤

↓是

對策：
1.手術治療
2.必要時輔以化療

Q 處女也會患陰道癌嗎？

 A 當然會，所以女孩們應該重視這個問題。

　　女人的陰道，有兩道天然屏障：外面有大小陰唇半閉，在內分泌物中含陰道桿菌，這會使陰道呈酸性環境，以預防致病微生物的侵犯。陰道的自身潔淨就來自於這兩道天然屏障。處女患陰道炎是因為平時不注意會陰衛生和月經衛生，才引發的這種炎症。女人青春期時第一次來月經，因為少女對月經的認識還是很朦朧的，再加上羞怯，根本不太懂注意衛生，慌亂中濫用不潔淨的衛生紙，致使會陰受不乾淨的衛生紙和衛生棉的汙染，病菌乘機孳生和進犯，引起陰道炎。這種就屬於初潮期陰道炎。它表現的是會陰部有下墜及灼燒感，陰道分泌物增多，甚至呈膿性薄稠樣分泌。由於陰道分泌物外溢，刺激了尿道口，可出現尿頻、尿痛等症狀。不過，陰道所在的解剖位置對陰道自潔很不便——它內通子宮頸，外連會陰，又與尿道和肛門相鄰。因此，處女患陰道炎往往是忽視了陰道和周圍器官的清潔衛生，還可能誘發形形色色的各種陰道炎。故平時需注意穿棉質內褲，且勤換，清洗外陰的毛巾和水盆要單獨分開。洗後內褲要放在太陽下暴曬，不要晾置於廁所內。穿著衣物須透氣，不要連續穿著連褲襪或緊身牛仔褲。大便後擦拭方向應由前至後，避免將肛門處細菌帶至陰道。在公共游泳池、公共浴室這樣的地方都不要隨便坐，公共馬桶也不例外。請儘量保持開朗心情，因為心理原因也會降低身體免疫力，使病菌乘虛而入。勿用消毒劑或各種清潔劑頻繁沖洗外陰和陰道，清洗陰部最好用清水。

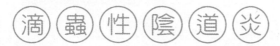 滴蟲性陰道炎

由陰道毛滴蟲引起的陰道炎症。因為陰道毛滴蟲的適應性很強，在半乾的毛巾中能夠生存 1 天，在 3～5℃的溫度下能夠生存 21 天，即使在自來水中也能夠生存 5 天，所以此病在女性中是很常見的。滴蟲在鹼性環境中生存力較強，月經前後，隱蔽在腺體及陰道皺中的滴蟲常得以繁殖。它既可以通過男性攜帶者在性交過程中直接傳染給女性，又可通過浴池、游泳池間接進行傳染，還可以通過醫療器具進行傳染。

症狀

白帶增多，呈乳白色或黃色，有時為膿性白帶，常呈泡沫狀，有臭味，嚴重者有血性白帶，尿痛、尿頻、血尿。

危害

可併發滴蟲性尿道炎、膀胱炎、腎盂炎，由於滴蟲能吞噬精子，可引起不孕症，影響性生活等。

治療

全身用藥甲硝唑（滅滴靈），每次 200 毫克，每日 3 次，7 日為一療程；或 400 毫克，每日 2 次，共 5 日，對初患者可單次給藥 2 克。因滴蟲性陰道炎常於月經後復發，故治療後檢查滴蟲陰性時，仍應每次月經後複查白帶，若經 3 次檢查均為陰性，方可稱為治癒。治療期間禁止性生活。為避免重複感染，內褲及洗滌用的毛巾，應煮沸 5～10 分鐘以消滅病原體。已婚者還應檢查男方是否有生殖器滴蟲病，前列腺液有無滴蟲，若為陽性，需同時治療。

陰道「常見疾病」的知識

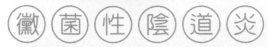

是由黴菌中的一種白色念珠菌感染而引起的，和滴蟲恰恰相反，這種念珠菌在酸性環境中特別容易生長，一般是透過接觸傳播。

症狀

外陰瘙癢，外陰及陰道灼痛，白帶增多呈豆腐渣樣，有時伴有尿頻、尿急、尿痛，性交痛，婦科檢查時可見小陰唇內側及陰道黏膜上附著白色膜狀物，擦除後露出紅腫黏膜面，急性期可見受損的糜爛面或淺表潰瘍。

危害

不易根治，易反復，引發早產、胎兒感染畸形等。

治療

（1）清洗外陰注意適度，少用清潔劑清洗，尤其是陰道內部，會破壞陰道內正常的微生物群落，引起黴菌趁虛而入。

（2）少用衛生護墊，不穿不透氣的化纖內褲。

（3）夫妻同治。

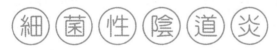

多見於中老年婦女及陰道撕裂或產傷的婦女。陰道外傷、分娩、手術都可引起細菌感染，慢性盆腔炎，子宮內膜炎，附件炎，也可引起鄰近生殖器發生形成陰道炎。

症狀

陰部惡臭，白帶增多，灰白色，稀薄，呈泡沫狀。陰道黏膜充血，散見出血點，外陰瘙癢並有灼痛感。

危害

誘發生殖器感染、盆腔炎、腎周炎、性交痛等。

治療

用雙氧水、醋酸液或乳酸液沖洗改善陰道環境，並針對病原菌加用抗感染藥物治療，多用甲硝唑或克林黴素。

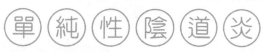

產後、流產後損傷，長期使用子宮托等機械性刺激或化膿菌的感染，子宮或子宮頸的感染性分泌物經常刺激陰道黏膜都可引起單純性陰道炎。

症狀

陰道有下墜感，灼熱，伴有盆腔不適及全身乏力。陰道分泌物增多，呈膿性、漿液性，有臭味。由於分泌物刺激尿道口，可引起尿頻、尿急、尿痛。

危害

引發陰道粘連，陰道積膿或宮腔積膿，易引起盆腔炎、胎膜早破和絨膜羊膜炎等。

治療

消除異物刺激。

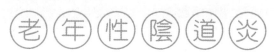

多見於絕經後的老年婦女。由於卵巢功能衰退，雌激素分泌不足而致生理防禦機能降低，致病菌乘虛而入引起感染，故又稱「萎縮性陰道炎」。

症狀

　　白帶增多，色黃，呈水狀，嚴重時呈膿性，有臭味，有時可有血性或伴點滴出血，外陰有瘙癢或灼熱感，下腹部墜脹，波及尿道時，有尿頻、尿急、尿痛等。

危害

　　引發陰道粘連，陰道積膿或宮腔積膿。

治療

（1）1% 乳酸或 0.5% 醋酸液陰道沖洗，以增加陰道酸度。甲硝唑或氟呱酸塞入陰道。

（2）雌激素局部或全身用藥。

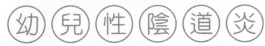

　　多見於 1～5 歲的嬰幼兒。常因在地上坐爬或異物進入而引起陰道發炎。病原體也可通過患兒的母親或洗滌用品等傳播。

症狀

　　外陰紅腫，陰道有流水樣分泌物，同時伴有外陰瘙癢等。

危害

　　致使患兒哭鬧不安或以手抓外陰。可致外陰紅腫，表面可見破潰處，小陰唇可有粘連。

治療

（1）用 1：5000 高錳酸鉀液或溫開水坐浴，每日 2～3 次，保持外陰清潔、乾燥，減少摩擦。

（2）對嚴重患兒，還可將 1 毫升乳酸液溶於 250 毫升生理鹽水中通過一細尿管插入陰道，做低壓沖洗，每日 2 次，以改變陰道酸鹼度。

（3）對久治不癒的陰道炎同時應用小劑量雌激素以增強陰道
抵抗力，常用己烯雌酚 0.25 毫克，每晚 1 次，共服 7～
14 天，或用倍美力霜劑或軟膏局部塗抹。瘙癢劇烈時
可用制黴菌素軟膏或氫化可的松軟膏。

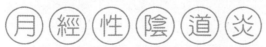

多由月經期不注意經期衛生，特別是使用不乾淨的月經
期用品，致使外陰受不潔之物汙染引起。

症狀

表現為會陰部有下墜和灼熱感，陰道分泌物增多。

危害

可引起盆腔內感染。

治療

清潔外陰，保持外陰乾燥衛生。

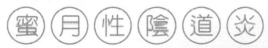

多見於新婚婦女。主要由於不注意性器官和性生活衛生
引起。

症狀

表現為白帶增多，陰道內外癢痛，黏膜紅腫。

危害

可引起盆腔內感染，影響夫妻生活品質。

預防

注意性器官及性生活衛生。

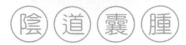

陰道囊腫是一種良性陰道腫瘤，又分為上皮包含囊腫和胚胎遺留性囊腫兩類。上皮包含囊腫是由於分娩時陰道黏膜受損或陰道手術縫合時陰道黏膜被捲入陰道深層，傷口癒合後此黏膜繼續增生脫屑，然後液化形成囊腫。一般無症狀，常在檢查時發現。胚胎遺留性囊腫又稱中腎管囊腫，陰道旁的中腎管如有阻塞，分泌物遺留可形成囊腫，在陰道側壁或下段的前壁可見到，呈成串或多發，如葡萄或乒乓球大小，囊腫壁較薄，一般沒有症狀不需治療，如較大或發生感染可行剝除術。

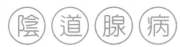

陰道腺病是一種良性陰道腫瘤，可發生於陰道的任何部分，而以陰道上段的前或後壁多見，可表現為多個內含黏液的小囊，或呈紅色顆粒樣腫起的區域，有時表面破潰形成潰瘍。病變小或無症狀者不需治療，如有症狀或病變範圍較大，可作局部剝除。陰道腺病的發生與在胚胎早期孕婦服用大量合成雌激素有關。

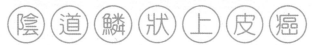

陰道癌是陰道的惡性腫瘤，較少見，多為鱗狀上皮癌。原發性陰道惡性腫瘤極少見，多為繼發性，是由子宮頸、外陰、子宮內膜、直腸等處的癌瘤轉移而來。因陰道壁薄，淋巴豐富，癌瘤發展較快，又因與膀胱、直腸相連，故易被累及。因生長迅速，向陰道周圍擴散快，淋巴結轉移也快。

陰道鱗狀上皮癌大多發病於絕經後，50~60歲老年婦女。其病與多次懷孕、子宮脫垂、陰道白斑或對陰道的慢性刺激如藥物、子宮托等有關。其發生部位以陰道後壁的上1/3最多見，陰道前壁則以下方為多。

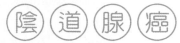

陰道腺癌是一種惡性陰道腫瘤，大多數為轉移性的，腺癌約占原發性陰道癌的 5%。當發現陰道腺癌時，應注意在陰道以外有無其他病發原處。

症狀

陰道出血，月經不規則，性交出血，絕經後出血等，陰道有水樣、血性或肉汁樣分泌物，並有惡臭。晚期出現尿頻、尿血、尿痛、肛門墜脹、便血、便秘和陰道痛等。嚴重者可形成膀胱陰道瘻或直腸陰道瘻。

治療

（1）手術切除。適於早期患者。如患原位癌者為青年婦女，手術時應考慮保留陰道功能。此種手術危險性大，併發症多，療效差。

（2）放療。因陰道癌對放射線敏感，能取得較好的療效，但因陰道與直腸、膀胱靠近，放射劑量受到限制，仍有人認為完善的放療較手術治療效果佳。

（3）中醫中藥治療。對不願或不便手術治療的患者，請用中醫中藥治療。

如何選擇清潔陰部的用品

- 一定要在正規藥店購買經過國家相關機構鑒定，正規合格的廠家生產的品牌，以避免偽劣製品給身體帶來傷害。
- 孕婦在懷孕期如果出現白帶異常、陰部瘙癢等症狀，不要在無醫生指導的情況下購買潔陰洗液，以免影響胎兒的發育。
- 可能患有陰道炎的女性選購前要去醫院請醫生確診，以便採取有針對性的治療。

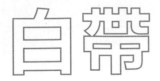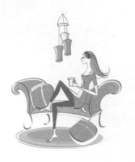

少女青春期後，隨著卵巢功能的完善，陰道內會有一種乳白色或透明的液體流出，量有時多、有時少，很有規律性，這就是白帶。白帶是由陰道黏膜滲出物、子宮頸腺體及子宮內膜分泌組成，且含陰道上皮脫落細胞、白細胞，具有保持陰道黏膜濕潤的作用，正常白帶呈白色，無氣味。

「她」的多少會變化

在排卵期，白帶會比較多，這是因為子宮頸的分泌物增加了，用來降低陰道的酸性，使精子能保存生命力並且順利通過陰道。另外，也有些生理現象如育齡婦女懷孕、口服避孕藥時，白帶也會增多，而更年期婦女白帶卻分泌稀少、淡薄。記住，不要害怕，這些都是正常的。

「她」可以預測排卵期

排卵期時，白帶會大量分泌持續約 2~3 天，也就是下身最感潮濕的時間，此時，白帶呈黏液狀，可以拉伸很長而不容易斷。排卵期後，卵巢分泌激素孕酮，從而阻止宮頸黏液大量分泌，所以白帶減少，下身也就乾燥多了。

白帶變色變味時要警惕

白帶是陰道和子宮頸排出的分泌物，健康時白色半透明狀，或者略微發黃，帶有酸性臭味，而如果出現茶褐色伴有惡臭的白帶，就必須充分重視，這可能就是出現婦科病的警訊。

Q 如何檢查自己的白帶是否正常？

A 檢查白帶是否正常，要從量、色、質地、氣味幾方面觀察。正常的白帶應該是乳白色或無色透明，略帶腥味或無味。

　　如果平時白帶無原因地增多，或伴有顏色、質地、氣味的改變，就應該提高警惕。常見的引起白帶增多的原因有：
（1）患黴菌性陰道炎時，白帶色黃或白，多數質地黏稠，有時也可質地稀薄，典型的白帶呈豆腐渣樣或乳凝塊狀。
（2）滴蟲性陰道炎的白帶為稀膿樣、色黃、有泡沫，或如米泔水樣，色灰白，白帶味臭。
（3）宮頸糜爛時白帶一般色黃，質黏如膿涕，多無味。
（4）淋病的白帶為黃膿樣。
（5）患子宮內膜炎等盆腔炎時，白帶也會增多、色黃、質稀，多伴有腹痛。
（6）患輸卵管癌時，由於腫瘤刺激輸卵管上皮滲液及病變組織壞死，會出現水樣白帶，持續不斷。

　　另外，白帶減少也是不正常的。如果育齡期婦女白帶減少到使人經常感到外陰乾澀不適，則為一種病態，常因卵巢功能減退，性激素分泌減少引起。絕經後婦女常感覺外陰乾澀，陰道無分泌物，這是正常現象，是因為卵巢萎縮，性激素分泌明顯減少所致。
　　再者，白帶的顏色改變也應引起注意。一般因炎症所引起者白帶多色黃；赤帶是指白帶中夾有血絲或呈淡粉色，可能出現在宮頸炎、陰道炎、帶環出血或宮頸癌等疾病中。

白帶疾病自我檢測

START

白帶為灰白或灰黃色的較稀薄液體，呈均質狀，常均勻附在陰道前壁或側壁表面，有魚腥味惡臭，性交時臭味加劇，拭去容易，陰道黏膜無明顯改變

否 →

白帶為白色厚糊狀或凝乳狀，高度稠黏，像豆腐渣，附在陰道壁上，也可能白帶很少或類似正常白帶，但陰道壁呈白斑狀，擦去白膜可見粗糙的紅色糜爛面

否 →

白帶為黃色或黃綠色稀薄膿液，有時呈泡沫狀，陰道壁除發紅外，常在宮頸及陰道壁看到點狀出血性斑點

否 →

是 ↓

可能的問題：
細菌性陰道炎
（見34頁）

是 ↓

可能的問題：
黴菌性陰道炎
（見34頁）

是 ↓

可能的問題：
滴蟲性陰道炎
（見33頁）

是 ↓

對策：
用醋酸液或乳酸液沖洗改善陰道環境，並針對病原菌加用抗感染藥物治療，多用克林黴素

是 ↓

對策：
1.每天用2%~4%小蘇打液沖洗陰道和清洗外陰1~2次
2.外陰搔癢時，切忌用熱水燙洗，以免使皮膚和黏膜破損，造成繼發感染

是 ↓

對策：
1.主要採用局部療法，使用含有抗滴蟲藥物的陰道坐藥和內服藥物治療，對外陰部可塗抹軟膏
2.由於此病多由性交感染引起，所以性伴侶需同時接受治療，男性治療只需口服藥物即可

白帶為黃色黏稠或膿鼻涕狀，還常混有血絲，白帶過多為常有現象 —是→ **可能的問題：** 慢性宮頸癌或宮頸糜爛（見54、59頁） —是→ **對策：** 1.物理治療 2.藥物治療 3.宮頸錐切術

↓否

白帶雖然不多，但陰道壁普遍發紅，有較嚴重的燒灼、發癢等不適，嚴重者可能有膿樣刺激性白帶，陰道燒灼感及觸痛明顯，上皮脫落，出現紅色斑點 —是→ **可能的問題：** 老年性陰道炎（見35頁） —是→ **對策：** 1.1%乳酸或0.5%醋酸液陰道沖洗，以增加陰道酸度。甲硝唑塞入陰道 2.雌激素局部或全身用藥

↓否

在頸管出現黃色黏稠，引起陰道炎，陰道壁沒有紅斑，如擠壓尿道，尿道旁腺或前庭大腺常有膿性液溢出 ←否— 陰道內安置子宮托、陰道棉塞、陰道隔膜滯留或產後、陰道手術後將紗布、棉球遺留於陰道內較久未取出，均可能導致發生惡臭的白帶。另子宮全切術或陰道手術後也常有膿性及惡臭的白帶 ←否— 出現血性水樣白帶，排液的臭味特殊，量極多，亦常引起外陰、陰道的刺激症狀，老年婦女常會復發

↓是　　　　　↓是　　　　　↓是

可能的問題： 淋病性陰道炎　　**可能的問題：** 異物刺激性白帶　　**可能的問題：** 癌瘤性白帶

↓是　　　　　↓是　　　　　↓是

對策： 針對淋球菌採用適當抗生素做抗感染治療，首選青黴素　　**對策：** 消除異物刺激　　**對策：** 1.確定腫瘤性質 2.針對腫瘤大小、性質制定治療方案

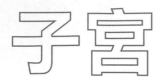

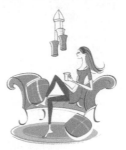

子宮是女性的特徵，是女性生殖器中的一個重要器官。子宮是在體內各種激素作用調節下維持月經來潮及女性生育的必要器官；同時，子宮也是一個功能複雜的內分泌器官，子宮分泌的許多生物活性物質，可參與調節局部及全身的生理、病理過程。

「她」像個倒置的梨

　　子宮居住在骨盆腔中央，就像一個梨子倒掛在陰道上，分為子宮體、子宮底、子宮頸三部分。子宮頸最窄，呈圓柱狀，上部的子宮體較寬，而最上部的子宮底左右兩側則與輸卵管相連。

「她」的肌層很強大

　　內層的子宮內膜，其 2/3 可隨著體內性激素的週期性變化而出現週期性的增加和剝脫，其剝脫物及出血就是月經。而外層極富彈性和收縮力，為胎兒的生存和娩出做出巨大貢獻。

「她」是寶寶的第一個家

　　當卵子在輸卵管與精子結合後，受精卵會慢慢地游到子宮，在這裡停留 40 周，由一個受精卵分化開始，最後成長發育為五官端正、臟腑齊全的小人兒，所以說，這裡是寶寶的第一個家。

婦科病中 1/2 是子宮疾病

　　全球每年有 1/4 的 30 歲以下女性染上子宮疾病，子宮頸糜爛乃是發病率最高的婦科常見病，患病率約 30% ~ 40%。而且宮

頸糜爛者子宮頸癌的發病率比非糜爛者要高約 7~8 倍。子宮的其他疾患，也占到婦科病的 1/2，即每兩個婦科病人，就有一人患的是子宮疾病。

子宮四大致命傷

（1）多次懷孕。每增加一次懷孕，子宮就增加一分風險。懷孕3 次以上，子宮患病及發生危害的可能性顯著增加。

（2）反復人工流產。每次流產刮宮都會使子宮內膜變薄，還會引發盆腔炎、輸卵管堵塞等，嚴重時還會導致不孕，而短時期內重複人工流產對子宮的損害更大。

（3）不潔性生活。性生活不講究衛生，會使許多細菌經陰道進入子宮腔內，引起感染。

（4）性生活紊亂。性生活放縱或未成年便開始性生活，會對自己的身心健康造成傷害，子宮疾病也由此產生。

主件與附件

雖然沒有人說過子宮是主件，但是子宮左右的輸卵管和卵巢常被統稱為子宮附件，這些「附件」產生的炎症稱為附件炎、分卵巢炎和輸卵管炎。

子宮常見疾病自我檢測

如上述情況與你的情況不符合，請盡快到醫院進行全面檢查。

白帶增多，呈乳白色黏液狀，膿性或血性，可伴有腰臀部酸痛、性交痛、性交出血、不孕等症狀

是 →

可能的問題：
慢性宮頸炎

是 →

對策：
1.物理治療
2.藥物治療
3.宮頸錐切術

否 ↓

月經的量比平時多，月經週期縮短，月經的日期推遲，不規則出血，腹部很痛或性交後出血

否 →

月經量逐漸增加，經前點滴出血，經期延長並且伴隨日漸嚴重的痛經，可能伴有性交痛或不孕

否 →

中年婦女（35~50歲）性交後陰道出血，隨後會出現不規則少量陰道出血和白帶增多，呈水樣，白色或黃色，或米湯樣，或混有血液，伴有惡臭，伴下腰及腰臀部痛

否 →

是 ↓

可能的問題：
子宮肌瘤或子宮頸癌（見52，54頁）

是 ↓

是 ↓

可能的問題：
子宮內膜異位症
（見50頁）

是 ↓

是 ↓

可能的問題：
子宮頸癌
（見54頁）

是 ↓

對策：
每年進行一次婦科檢查，包括盆腔檢查、宮頸抹片和必要時進行的盆腔超聲掃描、腹腔鏡或宮腔鏡的檢查，可以幫助早期發現和治療上述異常情況

對策：
1.進行腹腔鏡檢查
2.口服激素調節類藥物或者手術
3.輕症患者也可通過懷孕和分娩的過程來緩解病情的發展

對策：
1.病理切片明確診斷
2.手術治療
3.放射治療

老年婦女（60~69
歲）陰道出血及白
帶增多，最早表現
為性交後少量出血

是 →

可能的問題：
子宮頸癌
（見54頁）

是 →

對策：
1.病理切片明
確診斷
2.手術治療
3.放射治療

否 ↓

絕經前後出現的持
續或不規則出血，
初期為水樣、繼之
可混有血液，晚期
表現為血量增多，
有臭味，出現白帶
，下腹部疼痛

是 →

可能的問題：
子宮內膜癌

是 →

對策：
1.手術治療
2.放射治療
3.孕激素治療
4.抗雌激素治療
5.化療

否 ↓

老年婦女（68歲左
右）出血發生時間
離絕經時間久（平
均10年），一次性
陰道出血，血量
不多或僅為間歇
滴血，出血時間
短（3~7天）

是 →

可能的問題：
萎縮性子宮內膜

是 →

對策：
可適當使用雌
激素進行相關
治療

否 ↓

閉經，但女性性徵
正常，有時有週期
性下腹脹痛，幼年
時曾有患肺結核或
結核性腹膜炎病史

是 →

可能的問題：
子宮內膜結核
（見51頁）

是 →

對策：
積極抗結核
治療

子宮後傾會影響我懷孕嗎？
如何糾正子宮後位？

 子宮的正常體位有三種：子宮前位、子宮平位、子宮後位。子宮後傾一般不會影響懷孕，但要預防進一步形成子宮後位（子宮後位可能會影響懷孕）。

因為當子宮位於後傾後屈位時，則子宮頸呈上翹狀態，性生活時女方採取仰臥，因此子宮頸距離精液比較遠，不容易浸泡在精液中，從而影響懷孕。預防子宮後位的方法有以下幾點：

（1）平時注意體育鍛煉，增強骨盆腔內韌帶和盆底肌肉的張力，盡量使它不鬆弛。

（2）注意經期衛生和外陰衛生。

（3）婚前婚後不要頻繁人工流產。

（4）每天早晨解便後「胸膝臥位法」，每次 15~20 分鐘，持續 2~3 個月。

（5）養成按時排除大小便的習慣，不使膀胱過度充盈，不因習慣性便秘而增加腹壓。

（6）避免罹患慢性支氣管炎，經常咳嗽向下用力。

（7）睡眠時最好採取側臥位，不要採取仰臥位，以免日子久後，由於重力學作用子宮倒向後方。

（8）性交時改變體位，採取背後跪式，以便將精液射到陰道前穹窿處距離子宮頸口較近處，盡量為精子能夠進入子宮內創造條件。性交時採用正常體位，待性交後女方即刻變為俯臥位，腹部墊上枕頭，靜臥 30 分鐘，以便能使精液容易積聚在陰道後穹窿，從而有利於子宮頸浸泡在精液中，容易懷孕。

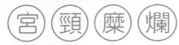

宮頸糜爛是婦女最常見的一種疾病。在已婚、體虛的婦女中更為多見。其病因大多是由於性生活或分娩時損傷宮頸，使細菌侵入而得病。也有因為體質虛弱，經期細菌感染而造成。

症狀

白帶增多是其主要症狀，通常呈黏稠或膿性黏液，有時伴有腥臭味，有時帶血或性交出血。其次是外陰瘙癢，下腹部或腰部疼痛，每次性交、經期和排便時加重，也有自覺下肢無力、口苦、噁心、小便發黃等症狀。

治療

（1）藥物治療。適用於糜爛面積較小和炎症浸潤較淺的患者，建議使用施法迪抗病毒凝膠。

（2）物理治療。適用於糜爛面積較大和炎症浸潤較深的患者。常用的方法有電熨法、雷射療法、冷凍療法。

（3）手術治療。如果上述治療無效，或有宮頸肥大、糜爛面深而廣並累及宮頸管者，可考慮行宮頸錐切術或全子宮切除術。

預防

（1）注意個人衛生，婚後要注意避孕，以免意外懷孕做人工流產手術傷及宮頸。

（2）忌用市售消毒液沖洗陰道，也不要亂用其他藥液沖洗，保護好陰道的自潔功能。

（3）定期做婦科檢查。治療陰道炎症對於預防宮頸糜爛也很重要。

（4）要講究性生活衛生，適當控制性生活頻次，避免經期性交。產後發現宮頸裂傷應及時縫合。

（5）包皮垢是導致宮頸糜爛的主要原因，因此建議性伴侶戴避孕套，另需注意的是，在治療期間，嚴格禁止同房，避免治療失敗。

子宮「常見疾病」的知識

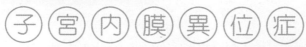

子宮內膜異位症

子宮內膜異位症是指子宮內膜生長於子宮腔以外的異常位置從而引起病變和症狀。異位的子宮內膜仍受卵巢激素的影響，每到經期出血，此種出血積存於組織中，因而引起痛經和周圍組織的纖維化。

如果子宮內膜只散在發生於子宮肌層稱子宮肌腺症，如形成局限性腫塊，則稱子宮肌腺瘤，二者均屬於內在性子宮內膜異位症。如異位的子宮內膜出現於子宮以外的器官或組織，通稱為外在性子宮內膜異位症，或稱為巧克力囊腫。此病多發生於 30～45 歲的婦女，常伴有不孕。懷孕以後病變和症狀能緩解至基本痊癒。絕經後卵巢隨即逐漸萎縮吸收。

症狀

（1）痛經。半數病人以痛經為主要症狀，疼痛是繼發性和進行性的加重。

（2）不孕症。因盆腔粘連和卵巢功能失調都能影響生育功能造成不孕。

（3）月經紊亂。子宮或卵巢病變使月經量增多、經期延長或週期不規則。

（4）少數病人可有低燒。

治療

（1）對症治療。年輕患者或症狀較輕、病情穩定的患者可以只採用對症療法。痛經患者可服用鎮痛藥物緩解症狀。但對症療法只能控制不適症狀，對子宮內膜異位症本身沒有治療作用。

（2）藥物治療。子宮內膜異位症患者只要不來月經就不會有出血，疼痛也會減輕。因此增加雌激素的分泌，製造暫時性絕經或假懷孕狀態就可使病源萎縮。不過激素療法有副作用，激素的服用時間必須限制在 6 個月以內。

（3）手術治療。症狀輕者可通過腹腔鏡手術摘除病源。方法是將腹腔鏡放入腹腔內，在觀察體內病源的同時將其摘除。如患者沒有再懷孕的願望，可以施行全部摘除子宮和卵巢的根治手術，術後不會復發。

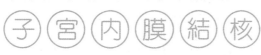

子宮內膜結核

　　是由結核桿菌引起的子宮內膜炎症，多為盆腔結核的一部分，也是全身結核的一部分。感染的主要來源是肺或腹膜結核。子宮內膜結核在生殖器官結核中占50%~ 60%，常常是由輸卵管結核蔓延擴展到子宮，病變多局限在子宮內膜，嚴重時可以侵犯子宮肌層。

症狀

（1）月經不正常。由於結核病變的影響，早期子宮內膜充血或形成潰瘍，出現月經過多；晚期子宮內膜受到破壞，影響其功能，使月經稀少，甚至閉經。

（2）不孕。由於子宮內膜的結核病變破壞了受精卵著床和發育的環境，或是因輸卵管的結核病變使輸卵管不通，造成不孕，所以，不少病人是因為不孕來醫院檢查，而最後確診為子宮內膜結核。

（3）下腹墜痛。多因合併盆腔結核，導致盆腔充血、粘連或形成膿腫等，從而引起下腹墜痛。

（4）全身症狀。嚴重者可以出現疲勞、盜汗、低熱、消瘦及食欲不振等全身症狀。

治療

（1）藥物治療。用抗結核藥物治療，如注射鏈黴素，口服雷米封、利福平或乙胺丁醇等。具體用藥方法應遵照醫囑進行。

（2）手術治療。對於藥物治療無效，或久治不癒的結核性瘤

子宮「常見疾病」的知識

管或合併有盆腔結核性包塊，藥物治療不見縮小或是反復發作的病例，可以考慮手術切除子宮或切除病源。手術前需抗結核治療 1～2 個月，手術後繼續用藥 6~12 個月，才能達到治療效果。

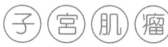

子宮肌瘤是由子宮平滑肌組織增生而形成的良性腫瘤。一部分患者並無症狀，常在婦科普查時才發現患有子宮肌瘤。子宮肌瘤為最常見的婦科良性腫瘤，多見於 30～50 歲。

症狀

（1）陰道出血是子宮肌瘤常見的症狀，表現為月經不調、月經量增多、月經期延長、不規則陰道出血等，嚴重的甚至出現貧血症狀。

（2）白帶增多。黏膜下子宮肌瘤常引起白帶增多，呈膿血樣，伴有臭味。

（3）腫塊。清晨，空腹排解完大小便，平臥於床，略彎雙膝，放鬆腹部，自己用雙手在下腹部按觸，由輕淺到重深，如有腫物是可以發現的。

（4）感覺疼痛。腰背酸痛、下腹墜脹等症狀，肌瘤蒂發生扭轉或肌瘤紅色變性及惡變時，出現劇烈腹痛。

（5）壓迫症狀。因為肌瘤壓迫膀胱可出現尿頻、排尿障礙，壓迫直腸可致便秘、大便不暢等症狀。

預防

（1）避免人工流產。人工流產次數多會導致子宮肌瘤，因此夫妻雙方應積極採取避孕措施，儘量避免或減少人工流產次數。

（2）調節飲食。婦女應該多吃含蛋白質、維生素的食物。如果月經量過多，要多吃富含鐵質的食物，以防缺鐵性貧血。

（3）定期去醫院複查。如果發現子宮肌瘤，一般應 3～6 個月複查一次，如肌瘤增大較明顯，出血嚴重，則應進行手術治療。

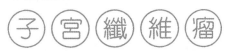

子宮纖維瘤是最常見的盆腔腫瘤。肌瘤往往為多發性的，因為它們有雌激素受體，故在生育年齡，它們趨向於增大，在絕經期後則退縮。

症狀

纖維瘤常常是無症狀的，但能引起月經過多，持續期延長，嚴重的壓迫與疼痛，尿頻或尿急，便秘，重複流產及不孕。一個纖維瘤的變性或長大可引起急性疼痛，以後可變為慢性，伴有繼續的變性。纖維瘤一般不影響懷孕，但可使懷孕發生合併症，引起早期子宮收縮或早產，或胎位異常，甚至可能需要剖宮產。

治療

對無症狀的病人，不需治療。對有症狀的病人，選擇包括抑制雌激素以阻止出血的藥物或是進行手術切除術。手術前用 GnRH 促效劑治療，在手術前可幫助調控貧血。手術前調控月經過多與月經持續期過長應給予考慮。

預防

平時應注意月經量、週期變化等情況，並定期進行婦科檢查。若有小腹的飽脹感，經期出血量多，經期內有陣痛和局部浮腫等症狀，應請婦科醫生作腹部檢查，明確病情。如果確診是子宮纖維瘤，但腹脹並不厲害，可以服用止痛片或避孕藥以抑制纖維瘤的生長。無法抑制腫瘤生長的時候可考慮手術治療切除腫瘤，但需考慮患者的年齡及生育情況等。

子宮「常見疾病」的知識

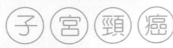

子宮頸癌是婦科最常見的惡性腫瘤之一。

症狀

（1）陰道出血。不規則陰道出血，尤其是性生活、婦科檢查、絕經後陰道出血是宮頸癌患者的主要症狀。菜花狀宮頸癌出血現象較早，出血量較多。

（2）陰道分泌物增多。白色，稀薄，水樣、米泔樣或血性，有腥臭味。當癌組織破潰感染時，分泌物可為膿性，伴惡臭。

（3）晚期表現。由於癌腫的浸潤、轉移，可出現相應部位乃至全身的症狀，如尿頻、尿急、肛門墜脹、下肢腫痛、坐骨神經痛、腎功能衰竭、尿毒癥等，最終致全身衰竭。

治療

子宮頸癌的治療主要是手術及放射治療。在手術或放療前先用化療，化療後待癌源萎縮或部分萎縮再行手術及放療，或者手術與化療後再加用放療，更可提高療效。

預防

（1）提倡晚婚和少生、優生。推遲性生活的開始年齡，減少生育次數，均可降低宮頸癌的發病機會。

（2）積極預防並治療宮頸糜爛和慢性子宮頸炎等症。分娩時注意避免宮頸裂傷，如有裂傷，應及時修補。

（3）注意性衛生和經期衛生。適當節制性生活，月經期和產褥期不宜性交，性交時最好配戴安全套，減少並杜絕多個性伴侶。

（4）男方有包莖或包皮過長者，應注意局部清洗，以減少妻子患子宮頸癌的危險。

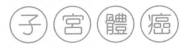

子宮體癌是困擾女性的第二大常見癌症，僅次於乳腺癌。好發於更年期和絕經期，多見於未婚、少產、肥胖及患高血壓、糖尿病的婦女。它生長在子宮體部，是起源於子宮內膜上的腺體，所以又稱子宮內膜腺癌。

症狀

（1）異常的子宮出血。多見於絕經期或絕經後，表現為血性分泌物或不規則陰道流血。晚期患者可出現下腹痛、腰痛、貧血等症狀。

（2）陰道排液。少數病人在病變早期有水樣或血性排液增加，晚期並發壞死感染時，可出現散發惡臭的膿血分泌物。

（3）疼痛。一般僅發生在晚期，當子宮頸管被癌腫組織堵塞導致宮腔積血或積膿時，可出現下腹脹痛或癌腫瘤刺激宮縮而引起的疼痛，晚期癌浸潤盆壁時，可出現腰腿痛。

治療

（1）手術治療。治療子宮體癌的主要方法，應根據臨床分期來決定手術範圍，行全子宮切除術或廣泛性子宮切除及盆腹腔淋巴清掃術。

（2）放射治療。包括腔內照射及體外照射。單純放療僅用於晚期癌無法手術切除的患者，也用於年齡過大合併其他疾病不宜手術治療的各期癌患者。

（3）孕激素治療。高效孕酮類藥對控制癌腫瘤的發展有一定效果，現作為治療子宮體癌的常規措施之一。當癌細胞中雌孕激素受體較多時，對孕激素治療效果敏感，甚至有治癒者，但用藥劑量要大，時間要長。長期應用孕激素治療時，須定時檢查肝功能情況。

輸卵管

輸卵管是一條管道，它連繫著子宮和卵巢，而它的堵塞將會造成新生命的孕育受阻。

她像一雙「拾卵手」

輸卵管是一對細長而彎曲的肌性管道，長約 10 公分，位於子宮底的兩側。她一邊連接子宮，另一邊像漏斗一樣，上面有許多指狀突起，稱為輸卵管傘，用來拾起卵子，手術時常以此作為識別輸卵管的標誌。

她是卵子和精子相遇的場所

從卵巢排出來的卵子一旦到腹腔，就會被輸卵管頂端的輸卵管傘抓住，在輸卵管內漫長地等待與精子相遇，一旦形成受精卵後便會在輸卵管的護送下向子宮腔游去。受精卵在子宮內一著床，就意味著懷孕成功。

宮外孕常在這裡發生

宮外孕是指發生在子宮腔以外的懷孕，其中 98% 發生在輸卵管部位。一旦確認為輸卵管懷孕，就應該儘快進行手術。如果能早期發現宮外孕，可進行藥物保守治療來殺死絨毛細胞，這樣不但能保留輸卵管，還可以保留生育能力。

要儘量避免人工流產

輸卵管阻塞是女性不孕症的重要原因之一，約占女性不孕的1/3。很多情況下，阻塞就是由於不正規的人流造成的，即使正規的人流也不宜頻繁做，否則同樣會增加感染的機會。另外，要注重性生活衛生，在人工流產後一個月或產褥期內最好禁止性生活。

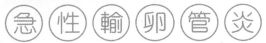

急性輸卵管炎

輸卵管炎症是婦科臨床常見病，是引起女性不孕的主要原因之一。

症狀

出現急性發作的下腹痛、墜脹，尿頻、尿痛，陰道排液膿血狀，可伴有寒顫發熱，還可能有腹脹、便秘或腹瀉。若在月經期或流產後發病，則流血量增多，經期延長。

治療

對急性輸卵管炎的治療，必須消炎及時、有效、徹底，預防輸卵管炎症慢性化粘連、堵塞導致不孕症。

（1）控制感染。依據致病微生物及藥物敏感試驗，儘量恰當地選擇有效的抗生素，**量要足、消炎要徹底有效**。

（2）一般治療。臥床休息，半臥位以利炎症局限，防止上行擴散。注意補充營養、維持水和電解質平衡，診斷明確後可適當用解熱止痛藥。

（3）手術治療。對輸卵管卵巢膿腫、盆腔膿腫破裂患者，應及時手術清除病源，以防炎症迅速擴散成敗血症危及生命。對盆腔膿腫已控制的，若在後穹窿能觸及飽滿感、波動感，可行切開排膿並引流。

預防

（1）行房事前，需清洗男女雙方的外生殖器，防止病菌的入侵。當陰道有出血症狀時，應自我克制，禁止性生活。

（2）需進行人工流產術、分娩術、取放宮內節育器術及其他宮腔術時，應進行嚴格消毒，避免經手術將病菌帶入陰道及子宮，人為造成感染。

（3）患有急性輸卵管病症的女性患者，要取半臥位休息，防止和限制炎性液體因體位變化而流動。

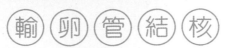

女性內生殖器結核並不少見，其中輸卵管結核發病率最高，其次為子宮結核、卵巢結核等。發病年齡多為 20~40 歲女性。

症狀

（1）全身症狀。可有結核的一般症狀，如發熱、盜汗、乏力、體重減輕等各種症狀。

（2）不孕。基本上多為原發性或繼發性不孕，以前者為多，繼發性不孕常在產後 1 年左右開始有症狀而不再孕。也有少數不孕者可能曾有流產或異位妊娠的經歷。

（3）月經失調。月經異常的情況與病情的嚴重程度及病程的長短有關。在發病初期，可能有增生過度或潰瘍存在，導致經量過多；病情發展後，子宮內膜受結核性破壞，乃出現月經過少甚至閉經。

（4）下腹墜痛。約有 40% ~ 50% 的患者有不同程度的下腹痛或痛經，輸卵管結核患者受化膿細菌感染時，可能有較劇烈的腹痛伴發熱。

（5）發熱。有些可有午後發熱，也有些每到經期即發熱，經後體溫恢複正常。而這種週期性發熱正是生殖器結核所特有的症狀。

治療

（1）一般治療。加強營養，注意休息，增加機體抵抗力。

（2）抗結核治療。尤其年輕患者均應採用此法。抗結核藥物的選擇和用法與肺結核相同，但因輸卵管黏膜的皺褶較多，結核菌不易被消滅，故療程應適當延長，以 9 個月至 1 年為宜。

（3）手術治療。對較大的包裹性積液患者需手術治療。40 歲以上患者，無保留月經的必要，可用化療。對兼有結核性腹膜炎者，切除內生殖器後，繼續採用化療，有利於腹膜結核的痊癒。

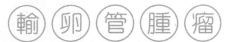

輸卵管腫瘤

　　輸卵管腫瘤甚為少見，而良性較惡性更為少見。由於腫瘤體積小、無症狀，患者很難發現。輸卵管惡性腫瘤絕大多數為繼發癌，占輸卵管惡性腫瘤的 80%~90%，病源多數位於卵巢和宮體，也可由對側輸卵管、宮頸癌、直腸癌、乳腺癌轉移而來，主要通過淋巴道轉移。

症狀

（1）陰道排液。約50%的患者有陰道排液，為黃色水樣液體，一般無臭味，量多少不一，常呈間歇性。

（2）陰道流血。多發生於月經中間期或絕經後，為不規則少量出血，刮宮常呈陰性。

（3）腹痛。一般在患側下腹痛，為輸卵管膨大所致。有時呈陣發性絞痛，為輸卵管痙攣性收縮引起。在陰道排出大量液體後，疼痛隨之緩解，少數出現劇烈腹痛，則是併發症引起的。

（4）下腹腫塊。婦科檢查時常可觸及一側或兩側輸卵管增粗或腫塊。質實兼有囊性感，有輕觸痛，活動常受限。排液後腫塊縮小，液體積聚後又會增大。

治療

　　輸卵管腫瘤治療原則以手術為主，輔以化療、放療等綜合治療，應強調首次治療的徹底性和計劃性。手術治療是最主要的治療手段，做全子宮、雙側附件及大網膜切除術，如癌腫已擴散到盆腔或腹腔，仍應爭取大塊切除腫瘤。一般不主張行盆腔淋巴結清除術。術後輔以化療，放療及中醫辨證綜合治療。

卵巢

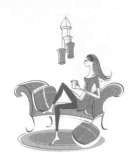

有的女性會出現以下的問題：皮膚狀況不好、月經失調、婦科疾病；身材曲腺變形、局部脂肪堆積；情緒易激動、精神狀況不佳、睡眠品質低下、潮熱、盜汗、乏力；性冷感、無性高潮等。注意了，你的卵巢已處於警報狀態。

「她」成雙成對

卵巢是一對性腺器官，住在盆腔內，位於子宮兩側。卵巢相當於男性生殖器的睪丸，像橢圓形的乒乓球，重 5~6 克，呈灰白色。青春期前，卵巢表面是光滑的，但隨著青春期開始排卵後，表面逐漸凹凸不平，而絕經期後卵巢會萎縮變小、變硬，只有原來的 1/3~ 1/2。

「她」裡面有很多小卵泡

當你出生時，卵巢內就會有 200 萬個卵泡，而你一生中卻僅有 400~500 個卵泡發育成熟，其餘都會退化。每當卵泡發育成熟時，就會像卵巢表面移動，並向外凸起，直到卵巢壁破裂後排卵，因此，珍惜每次排卵機會，這可是你年輕的標誌。

「她」能分泌多種激素

卵巢除了能產生卵子排卵外，還能夠合成並分泌雌激素、雄激素、孕激素等 20 多種性激素和生長因子，控制著人體骨骼、免疫、生殖、神經等九大系統的 400 多個部位，維持這些器官的青春和活力，所以保養好卵巢是女性保持健康的法寶。

懷孕年齡不宜過大

女性的卵子數量是有限的，一生平均排出的卵子不過500個，不像男性隨時能夠製造新的精子。隨著年齡的增大，卵細胞老化，還可能受到各種病毒感染、激素影響等，導致卵子品質下降，受孕後胚胎畸形的幾率增高。所以，女性24~29歲是生育的最佳年齡段，這一時期卵子品質較高，若懷胎生育，併發症少，分娩危險小，胎兒生長發育好。

少吃煎蛋

女性經常吃油煎雞蛋會增加患卵巢癌的危險。因為在對雞蛋進行油煎的過程中，會導致許多生物活性分解產物的形成，例如膽固醇氧化物等。而這些產物有很大的細胞毒性作用，尤其會對女性卵巢組織的親和性造成影響，進而會成為癌、瘤的誘發劑，增加患卵巢癌的可能。此外，油煎、油炸的馬鈴薯和燻豬肉也是卵巢癌的誘因。

卵巢保養

卵巢功能衰退是「冰凍三尺，非一日之寒」，所以它的保養也是一個長期過程。如果一定要給卵巢保養開一道良方，那就是均衡營養、適量運動加上好心情。日常生活飲食方面，多吃些蔬菜水果，並且堅持適當的體育鍛煉，工作上注意勞逸結合，保持開朗樂觀的心態，才是延緩衰老、保持青春的最大秘訣。

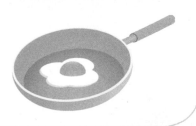

Test 01

卵巢功能評分表

女性 30 歲以後，卵巢功能開始衰退，性激素正常週期被打亂，這會造成月經失調，月經失調是卵巢功能衰退最早的徵狀。

☐ 1. 月經不調：基本分4分，程度：無（0分）；偶爾（1分）；經常，量少或量多，經期縮短或延長（2分）；閉經（3分）

☐ 2. 失眠：基本分2分，程度：無（0分）；偶爾（1分）；經常，服安眠藥有效（2分）；影響工作、生活（3分）

☐ 3. 易激動：基本分2分，程度：無（0分）；偶爾（1分）；經常，能克制（2分）；經常，不能克制（3分）

☐ 4. 感覺障礙：基本分2分，程度：無（0分）；與天氣有關（1分）；平常有冷、熱、痛、麻木感（2分）；冷、熱喪失（3分）

☐ 5. 皮膚改變：基本分2分，程度：無（0分）；失去光澤、皮膚乾燥（1分）；色斑、皺紋（2分）；皮膚乾癟，黃褐斑（3分）

☐ 6. 潮熱出汗：基本分4分，程度：無（0分）；少於3次/日（1分）；3~9次/日（2分）；在10次/日以上（3分）

☐ 7. 抑鬱及疑心：基本分1分，程度：無（0分）；偶爾（1分）；經常，能控制（2分）；影響日常生活（3分）

☐ 8. 眩暈：基本分1分，程度：無（0分）；偶爾（1分）；經常，不影響生活（2分）；影響日常生活（3分）

9. 疲乏：基本分1分，程度：無（0分）；偶爾（1分）；爬4層樓梯困難（2分）；日常活動受限（3分）

10. 骨關節痛：基本分1分，程度：無（0分）；偶爾（1分）；經常，不影響功能（2分）；功能障礙（3分）

11. 頭痛：基本分1分，程度：無（0分）；偶爾（1分）；經常，能忍受（2分）；需要治療（3分）

12. 心悸：基本分1分，程度：無（0分）；偶爾（1分）；經常，不影響生活（2分）；需要治療（3分）

13. 皮膚蟻走感：基本分1分，程度：無（0分）；偶爾（1分）；經常，能忍受（2分）；需要治療（3分）

14. 泌尿系統感染：基本分2分，程度：無（0分）；少於3次/年（1分）；多於3次/年（2分）；多於1次/月（3分）

15. 性生活狀況：基本分2分，程度：無（0分）；性欲下降（1分）；性交痛（2分）；性欲喪失（3分）

綜合評價你的卵巢功能 ｜ 評分方法

各症狀的基本分與程度評分的乘積之和。例如：假如你偶爾有月經不調、經常失眠、性欲下降的症狀，那你的卵巢功能評分為：4×1+2×2+2×1=10分，

結果　　　　　　　分

I 總評分高於 8 分　卵巢功能開始衰退
II 總評分高於 19 分　卵巢功能衰退嚴重
III 總評分高於 31 分　卵巢功能衰退的症狀非常嚴重，請立即就醫。

卵巢疾病自我檢測

如上述情況與你的情況不符合，請盡快到醫院進行全面檢查。

發熱，畏寒，下腹劇痛，可伴有小便疼痛，便秘，腹脹等，可有月經過多，月經週期延長，月經失調或膿性白帶等

是→

可能的問題：
急性卵巢炎
（見65頁）

是→

對策：
1.支持治療
2.抗感染治療
3.如病情較重，可考慮給予激素治療

否↓

20~30歲女性有正常生育史，突然出現閉經，常有面部潮紅、出汗、煩躁等更年期綜合症症狀

是→

可能的問題：
卵巢功能早衰
（見82頁）

是→

對策：
1.人工週期
2.促性腺素治療
3.皮質醇治療
4.中西醫結合治療

否↓

陰道不規則出血，常有不孕史，伴有多毛、肥胖、毛髮分布男性化

否→

腹部可觸及包塊，有不規則的子宮出血，可感到壓迫腰痛，排尿困難，便秘等

否→

腹痛、腹脹，甚至出現腹水，青春期女性可出現性早熟，絕經前期常月經紊亂，絕經後常子宮出血

是↓

可能的問題：
多囊卵巢綜合症
（見66頁）

是↓

是↓

可能的問題：
卵巢腫瘤
（見67頁）

是↓

是↓

可能的問題：
卵巢顆粒細胞瘤

是↓

對策：
1.降低體重
2.醋酸環丙孕酮加乙炔雌二醇（對已生育婦女適用）
3.性激素治療並促進懷孕

對策：
1.明確診斷，予超音波或電腦斷層掃描檢查輔助診斷
2.手術治療
3.化學治療以及放療

對策：
1.明確病理診斷
2.手術治療
3.化學治療

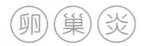

卵巢炎很少單獨發生，大多繼發於輸卵管的炎症。在盆腔生殖器官炎症中，輸卵管炎最為多見。因卵巢鄰近輸卵管，故輸卵管炎症時常波及卵巢，二者合併存在時稱輸卵管卵巢炎或附件炎。引起卵巢炎症的病原體以細菌為主，流行性腮腺炎病毒對卵巢有特殊的親和力，易經血行感染，而單獨發生卵巢炎；幼兒患猩紅熱時，也可經血行感染卵巢，此外急性闌尾炎等也可引起卵巢炎。

年齡

多發生於生育年齡，以 25～35 歲發病率最高，青春期前後及更年期較少見。月經期、流產後或產褥期，如不注意衛生，則與本病的發生有密切關係。

症狀

發燒，高熱可達 39℃ 以上，並伴有寒顫、頭痛、食欲不振、下腹劇痛、大便時可加重等症狀。多數患者伴有月經過多、月經期延長、月經失調及膿性白帶。

治療

（1）藥物治療。卵巢炎以藥物治療為主。急性期以抗生素治療。

（2）手術治療。若有卵巢周圍粘連或卵巢輸卵管包裹，可考慮剖宮手術或腹腔鏡下粘連分解術。若有卵巢膿腫或卵巢輸卵管膿腫，經過抗生素治療效果不佳，也可考慮手術治療，切除患側附件，保留健康側附件，來保護患者生育功能。總之，以保留和建立生育功能的手術治療為主。

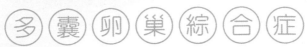

多囊卵巢綜合症

　　多囊卵巢綜合症是年輕及已婚婦女不孕的主要因素之一，它是由月經調節失常所產生的一種綜合症。

症狀

（1）月經失調。主要是閉經，絕大多數為繼發性閉經，閉經前常有月經稀發或過少，偶有月經頻發或過多者。

（2）不孕。由於月經失調和無排卵，常致不孕，月經失調和不孕常是就診的主要原因。

（3）多毛與肥胖。由於體內雄激素分泌過多，可伴有多毛和肥胖，毛髮分布有男性化傾向，多毛現象常不為病人注意，直到檢查時發現。

（4）雙側卵巢增大。少數病人可通過婦科檢查發現雙側卵巢比正常大 1~3 倍，有堅韌感。大多數病人增大的卵巢需經輔助檢查，如超音波等發現。

治療

　　主要是建立有排卵的正常月經週期，恢復生育能力，消除多毛。

（1）現在一致認為多囊卵巢綜合症的治療首選為克羅米芬（也叫氯米芬、舒經芬）。克羅米芬能誘導下丘腦釋放促性腺激素釋放激素，繼而促進垂體釋放卵泡刺激素，促進卵泡正常發育。

（2）卵巢楔形切除。即楔形切除部分卵巢。在克羅米芬問世之前，多囊卵巢綜合症的治療方法是卵巢楔形切除，療效明顯，多數病人在手術後很快排卵受孕。現在有了克羅米芬，卵巢楔形切除術已很少使用，只保留在藥物治療無效者。

（3）中藥治療。用活血補腎法誘導排卵有良好效果。

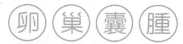

卵巢囊腫是指卵巢內部或表面生成腫塊。腫塊內的物質通常是液體，有時也可能是固體，或是液體與固體的混合。卵巢囊腫的體積通常比較小，類似豌豆或腰果那麼大，也有的囊腫長得像壘球一樣，甚至更大。

卵巢出現囊腫是一個很普遍的現象，大部分囊腫是由於卵巢的正常功能發生了改變而引起的，所以絕大部分卵巢囊腫都是良性的。但是如果囊腫的性質發生了惡變，就成了卵巢癌。因此，對於體積較大的囊腫當然應該引起重視，因為我們的卵巢本身也不過核桃般大小。

症狀

（1）痛經。以前不痛經者開始痛經或痛經持續加重。

（2）月經失調。以前規則的月經變得絲毫沒有規律，經常讓你手忙腳亂。

（3）不孕。卵巢囊腫是導致不孕症的一個病因。這與囊腫的大小並無直接關係，原因還有待查明。

治療

（1）定期做婦科檢查，早發現、早診斷、早治療。若發現卵巢有異常而不能確診者，必須定期隨訪。同時檢查對側卵巢是否正常，結合患者年齡，是否保留生育功能，一般採用中醫中藥的保守治療。

（2）如囊腫直徑小於 5 公分，又無證據提示腫瘤的話，多為功能性囊腫，可以密切隨訪，即 2～3 個月檢查一次，以後再根據情況調整檢查間隔時間。

（3）若囊腫直徑大於 5 公分，則多為卵巢腫瘤，一般需要手術治療。

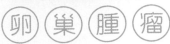

卵巢腫瘤

　　是婦科常見腫瘤，約占女性生殖器腫瘤的 1/3。可發生於任何年齡，而以生育期婦女多見。卵巢惡性腫瘤的發病率雖居婦女生殖器惡性腫瘤的第三位，由於不易早期診斷，往往發現時已屬晚期，其死亡率卻為婦科惡性腫瘤的首位。

症狀

（1）腹部不適。中等大小的良性腫瘤或生長迅速的惡性腫瘤常引起腹脹和不適感。

（2）腹部腫塊。良性腫瘤生長慢，不易被發現，患者往往在無意中觸及。惡性腫瘤生長快，易被察覺。

（3）腹痛。良性腫瘤併發蒂扭轉、破裂、出血、感染時，可出現不同程度的腹痛。惡性腫瘤如向周圍浸潤，或壓迫神經可引起腹痛、腰痛或下肢痛。

（4）壓迫症狀。腫瘤較大占滿盆腔可引起壓迫症狀，如尿頻、排尿困難、便秘、氣急、心悸等。

（5）子宮紊亂和內分泌症狀。腫瘤產生甾體激素或腫瘤破壞雙側卵巢時，可引起月經紊亂或子宮異常出血。顆粒細胞瘤、卵泡膜細胞瘤可產生過多雌激素而引起性早熟或絕經後子宮出血。睪丸母細胞瘤可產生過多雄激素而引起男性化表現。

（6）病源轉移的表現。如肺轉移引起咳血、呼吸困難；腸道轉移引起大便改變、便血、腸梗阻等。

治療

（1）良性卵巢腫瘤。年輕患者可做患側附件切除或腫瘤剝除術。如雙側卵巢均有腫瘤，應爭取保留部分正常卵巢組織。絕經期前後患者宜行全子宮及雙側附件切除術，以絕後患。

（2）惡性卵巢腫瘤。以手術治療為主，輔以化學治療、放射治療等。

PART ② 我的紅色戀人

紅色戀人每個月都會和我們約會幾天。

「她」的到來象徵著女孩轉變為女人，

「她」的到來同時也會讓女人感到些許的身體虛弱，

「她」與我們相伴人生中最寶貴的幾十年。

「她」的名字叫「月經」。

卵巢變化圖

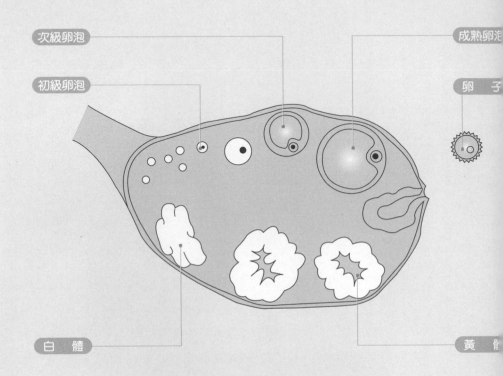

次級卵泡　　　　　　　　　　　　　　　　　　　成熟卵泡

初級卵泡　　　　　　　　　　　　　　　　　　　　卵　子

白　　體　　　　　　　　　　　　　　　　　　　　黃　體

卵子是卵巢中的卵泡產生的，大約每28天有一個卵泡經過生長達到成熟，並且排卵。一般可以把這個過程分為3個階段，即初級卵泡、生長卵泡和成熟卵泡。

排卵以後，成熟卵泡塌陷，其殘留的部分在腺垂體分泌的黃體生成素的作用下迅速繁殖增大，形成大的多角形的黃體細胞，組成黃體。如果排出的卵未受精，則黃體在排卵後兩周開始萎縮退化。如果排出的卵受精，黃體可繼續維持到懷孕四五個月後才開始萎縮退化。黃體退化後變成白色的結締組織瘢痕，叫白體。

激素的分泌過程

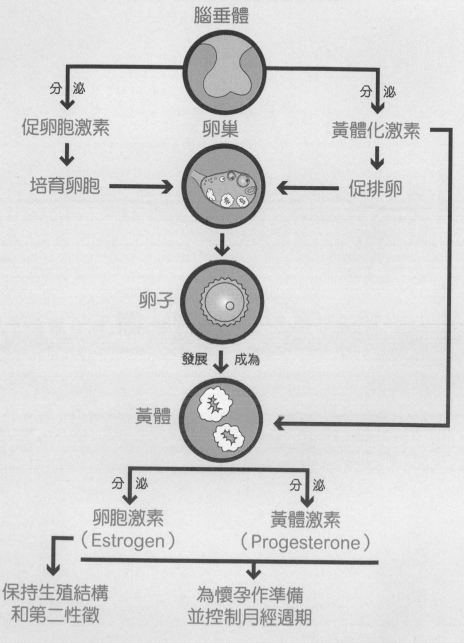

腦垂體

分泌　　　　　　　　　　　　　　　　　分泌

促卵胞激素　　　　　　卵巢　　　　　　黃體化激素

培育卵胞 →　　　　　　　　　　　← 促排卵

卵子

發展　成為

黃體

分泌　　　　　　　　分泌

卵胞激素　　　　　　　黃體激素
（Estrogen）　　　　　（Progesterone）

保持生殖結構　　　　為懷孕作準備
和第二性徵　　　　　並控制月經週期

月經週期的變化

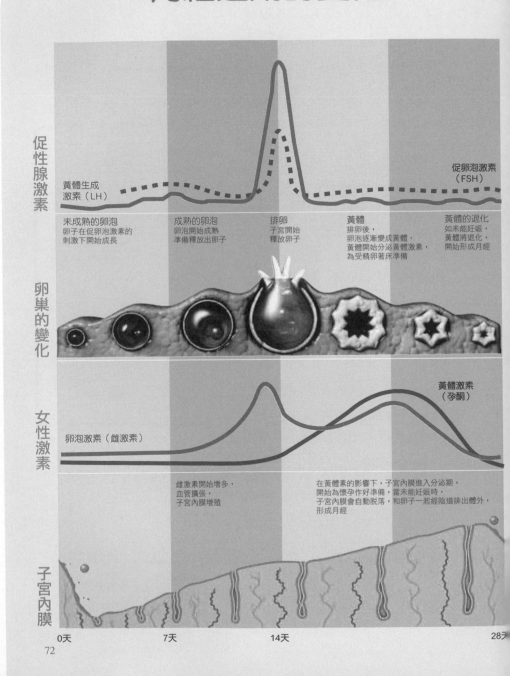

促性腺激素

黃體生成激素（LH）

促卵泡激素（FSH）

未成熟的卵泡
卵子在促卵泡激素的刺激下開始成長

成熟的卵泡
卵泡開始成熟
準備釋放出卵子

排卵
子宮開始釋放卵子

黃體
排卵後，
卵泡逐漸變成黃體，
黃體開始分泌黃體激素，
為受精卵著床準備

黃體的退化
如未能妊娠，
黃體將退化，
開始形成月經

卵巢的變化

黃體激素（孕酮）

卵泡激素（雌激素）

雌激素開始增多，
血管擴張，
子宮內膜增殖

在黃體素的影響下，子宮內膜進入分泌期，
開始為懷孕作好準備，當未能妊娠時，
子宮內膜會自動脫落，和卵子一起經陰道排出體外，
形成月經

女性激素

子宮內膜

0天　　　　　7天　　　　　14天　　　　　28天

基礎體溫表

所謂基礎體溫（英文名：basal body temperature），是指醒來後活動身體前、沒有精神作用、接近睡眠時狀態的體溫。因此，最佳的測量方法是在醒來後起床前保持躺睡的狀態下進行測量。起床時躺睡狀態下如有進食，或在其他時間進行測量，則無法測得準確的基礎體溫。

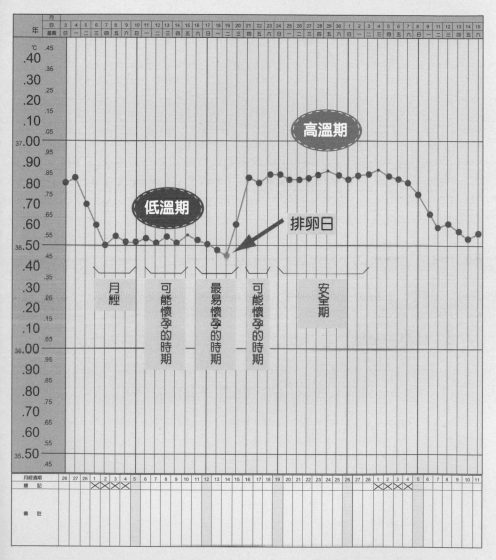

月經

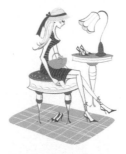

多數女性每月出現一次稱為月經，是指有規律性、週期性的子宮出血。月經來臨意味著你真正成為一個成熟的女人。

「她」的週期

從月經來潮的第一天到下次月經來潮的第一天稱為一個月經週期。絕大多人數人在 28~35 天之間，但也有少數人短至 20 天或長達 45 天一個週期，在上述範圍內，只要月經有規律，均屬正常現象。

「她」來臨的時間

陰道流血期間稱為月經期，多數人的月經期持續 3~5 天，但少至 1~2 天，多至 7~8 天也屬正常範圍。

「每次的量」

正常月經期的月經血量為 20~ 120 毫升，多數為 50 毫升，以月經來潮的第二、第三天最多，以後逐漸減少。

「不只是血液」

月經血的特點是不凝固，呈暗紅色。月經血中除血液外，還含有子宮內膜脫落的碎片、子宮頸黏液及陰道上皮細胞等。

「她」是一種正常生理現象

多數婦女在月經期無明顯症狀，少數婦女可有乳房發脹、頭痛失眠、心慌、下腹脹痛和情緒不安等。這種情況一般不影響工作，也不必治療，月經期過去以後症狀會自然消失。

雌激素

控制女性身體的有兩種雌激素，一種是卵泡激素，另一種是黃體激素，女人一生中分泌的雌激素總和，僅有一湯匙而已，但是卻牢牢地控制著女性的身體，月經節奏、排卵、懷孕等都是雌激素的結果。

月經期保健小貼士

- 保持外陰部的清潔衛生。每天堅持用清水清洗外陰部，並儘量沐浴。月經期間女性更容易感染疾病，這是因為陰道環境大部分時候都是弱酸性的，能夠很好地保護陰道內的平衡，但在月經到來前後，陰道中的pH值會從4.5過渡到6.0左右，為一些條件致病菌創造了有利的生長環境。所以，月經期間必須好好注意衛生。

- 注意經期用品的衛生。月經期間，要注意選擇有品質保證的衛生棉，養成勤換衛生棉的習慣。在使用衛生棉時如發現有瘙癢或紅腫等過敏症狀時應該立即停止使用，停用後一般皮膚可恢復正常。

- 月經期要注意休息，保持充足的睡眠，以增加體力，避免劇烈的體育運動和重體力勞動。可以參加一些輕鬆的運動，如體操、散步等。

- 注意保暖。月經期間盆腔充血，如果突然受冷會使血管收縮，引起經血減少、痛經或閉經。因此要特別注意保暖，尤其要保護下身。不要坐在陰冷潮濕的地方，不要淋雨、涉水，不用冷水洗腳、洗澡，更不要游泳，生冷食物或飲料要少吃或不吃。

Q 為什麼有人稱月經為「大姨媽」？

 A 女生月經來了，總愛說是大姨媽來了。這種說法到底是怎樣起源的？原來，這裡面有一個愛情故事。

古時候，有個美麗的小女孩叫佳兒，長到年方二八，正是出嫁的好時候，不過女孩命不是很好，早早父母雙亡，一直跟著姨娘家的人生活。

上門說媒的人多了，女孩子也總會留些心眼，這姑娘就看上了一個姓李的書生。李書生也很愛慕佳兒姑娘，那時候人都很傳統，兩個人定了親後，還要過一段時間，才能完婚，於是李書生總會找些藉口偷偷去看佳兒姑娘，但是兩個人獨處的機會卻不多。

古時候，女人都在家忙家務，這大姨媽也常在家裡忙活，每當小情人常想溫存一下的時候就會聽見大姨媽的腳步聲，姑娘自然警惕得多，聽見腳步就會說：「大姨媽來了，你快躲起來。」

日子久了，李書生寂寞難耐，找了個媒婆，女孩總算過門了，恰恰不巧，那天正好是女孩來月經的時候。入了洞房，這姑娘聰明，就說今晚大姨媽要來，書生當然知道妻子一定有難言之隱，但是不好問什麼，就這樣自己睡了。

從此以後就有了這個習慣說法，李佳氏（例假時）不方便的時候，就會說大姨媽來了。

Q 月經期間，應進行哪些飲食調養？

A 每次月經都會使血液的主要成分血漿蛋白、鉀、鐵、鈣、鎂等丟失，因此在月經乾淨後1~5日內，應補充蛋白質、礦物質及補血的食品。

（1）忌生冷，宜溫熱。中醫認為，身體內的血液需要溫暖，如果是冰冷的話就會出現問題。所以月經期不宜吃生冷食物，一則傷脾胃阻礙消化，二則會損傷人體陽氣，易生內寒，寒氣可使血液運行不暢，造成經血過少，甚至痛經。即使在酷暑盛夏季節，月經期也不宜喝冷飲。飲食以溫熱為宜將有利於血運暢通。在冬季還可以適當吃些具有溫補作用的食物，如牛肉、雞肉、桂圓、枸杞子等。

（2）忌酸辣，宜清淡。月經期常會使人感到非常疲勞，消化功能減弱，食欲欠佳。為保證營養的需要，飲食應以新鮮為宜。新鮮食物易於吸收，而且營養破壞較少，汙染也小。食物製作上也應以清淡易消化為主，少吃或不吃油炸、酸辣等刺激性食物，以免影響消化和引起經血量過多。

（3）葷素搭配，防止缺鐵。婦女月經期一般每次失血約為30～50毫升，每毫升含鐵0.5毫克，也就是說每次月經要損失鐵15~50毫克。鐵是人體必需的元素之一，它不僅參與血紅蛋白及多種重要酶的合成，而且對免疫、智力、衰老、能量代謝等方面都發揮重要作用。因此，月經期進補含鐵豐富和有利於消化吸收的食物是十分必要的。魚類和各種動物肝、血、瘦肉、蛋黃等食物含鐵豐富，而大豆、菠菜中富含的鐵，則不易被腸胃吸收。所以，適當多吃些動物類食品，特別是動物血，不僅含鐵豐富，而且還富含優質蛋白質。是價廉物美的月經期保健食品。

閉經

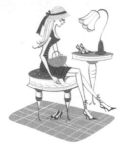

女性到了一定的年齡卻沒有來月經，或者月經來潮一段時間
又停止，稱為閉經。閉經是婦科疾病常見的症狀之一，可分
為原發性和繼發性兩類。

減肥

　　愛美的姑娘們，千萬不要減肥減得太厲害，因為人體肌肉
與脂肪的比率或總體脂肪減少可使月經異常。體脂百分率若低
於 17% 或短期內急劇下降均有可能發展為閉經。這是由於體內
缺乏製造雌激素的原料——脂肪，影響了雌激素的正常水準，從
而干擾了正常月經的形成和週期，導致閉經的產生。

女囚

　　精神的緊張及情緒的波動會影響神經系統的功能，使卵巢
分泌的雌激素和孕激素減少，結果發生閉經。在對二次世界大戰
時女集中營內女犯人的調查統計中發現，集中營裡女囚發生閉經
的比例高達 50%。

運動性閉經

　　一次性劇烈運動就足以發生月經紊亂，所以不要經常在最
大運動強度下鍛煉，但這並不意味著所有的女性都應該停止運
動。運動性閉經通常只發生在一小部分從事高強度鍛煉的女性身
上，對大部分女性講，這種情況很少發生。但生活中還是要注意
適當控制運動量。

閉經醫院診斷步驟示意圖

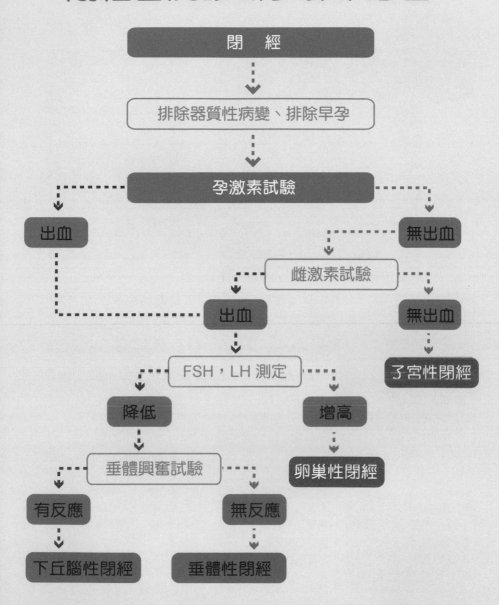

閉　經

排除器質性病變、排除早孕

孕激素試驗

出血　　無出血

雌激素試驗

出血　　無出血

子宮性閉經

FSH，LH 測定

降低　　增高

卵巢性閉經

垂體興奮試驗

有反應　　無反應

下丘腦性閉經　　垂體性閉經

閉經自我檢測

如上述情況均與你的情況不符合，請儘快到醫院進行全面檢查。

START

年滿18歲月經尚未來潮者 ── 否 → 是在建立了正常月經週期後，停經3個月以上者 ── 是 → 月經減少繼之閉經，伴有多食、易饑、乏力、怕熱多汗，神經過敏、易激動、煩躁、失眠、心悸、心跳過速、胸悶、氣促，重者可有心律失常、甲狀腺腫大及突眼症

可能的問題：
甲狀腺功能亢進症（見83頁）

↑是

對策：
採用內科治療甲亢

是

有持續性溢乳，繼而出現生殖器萎縮 ── 否 →

是

可能的問題：
1.垂體腺瘤
2.長期服用某些藥物如酚噻嗪類及其衍生物（奮乃靜，氯丙嗪），利血平以及甾體類避孕藥

是

對策：
1.手術治療
2.抗催乳激素類藥物治療，採用以溴隱亭為主，配合應用性激素，促性腺激素以提高排卵率
3.停用引起上述症狀的藥物

一直都沒有乳房和陰毛等第二性徵的發育 ── 否 → 在第二性徵（乳房陰毛均有發育）開始的3年內無月經初潮

是

可能的問題：
沒有性徵的原發性閉經

是

可能的病因：
1.染色體或酶的缺陷
2.先天性子宮缺失
3.性腺發育不全
4.下丘腦-垂體異常

是

可能的問題：
伴有性徵的原發性閉經

是

可能的病因：
1.促性腺激素釋放激素功能減低
2.垂體腺異常
3.卵巢功能減低
4.生殖道異常

月經稀少或閉經，伴有多毛、肥胖、不孕，毛髮分布男性化 → 是 → **可能的問題：** 多囊卵巢綜合症（見66頁） → 是 → **對策：** 1.藥物治療：(1)抗雄激素療法 (2)促排卵治療 2.手術治療

否 ↓

第二性徵正常，有時有週期性下腹脹痛，幼年時曾有患肺結核或結核性腹膜炎病史 → 是 → **可能的問題：** 子宮內膜結核（見51頁） → 是 → **對策：** 積極抗結核治療

→ 是 → **可能的問題：** 垂體功能減退（Sheehan 綜合症）（見84頁） → 是 → **對策：** 促排卵治療

對策： 補充腎上腺皮質激素以替代治療

否 ↓

有生產後大出血伴休克的病史，逐漸出現產後乳汁分泌減少或停止、乳房縮小、乳腺萎縮等症狀，數月或一年後出現閉經、性欲減退、第二性徵消退，數年後出現乏力、畏寒、心跳過慢、低血壓、反射遲鈍、消瘦、毛髮脫落等症狀 → 是 ↑

否 → 月經失調或閉經，伴有疲乏軟弱、乏力消瘦、色素沉著、血壓低等一系列表現 → 是 → **可能的問題：** 原發性慢性腎上腺皮質功能減退症（艾迪生病）（見85頁）

否 → 40歲以前突然絕經（也可先出現月經過少而後絕經），出現更年期綜合症表現（潮熱、出汗、情緒波動、性欲減退、生殖器和第二性徵逐漸萎縮等） → 是 → **可能的問題：** 卵巢功能早衰（見82頁） → 是 → **對策：** 性激素替代治療

閉經「常見疾病」的知識

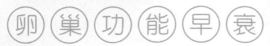

卵巢早衰，是指已建立規律月經的婦女，40 歲以前，由於卵巢功能衰退而出現持續性閉經和性器官萎縮，常有促性腺激素水平的上升和雌激素的下降。

症狀

第二性徵退縮，月經不調，月經週期推後，經期短，經量少，月經稀少，甚至完全閉經，不孕。常伴有不同程度的潮熱多汗、陰道乾澀、性欲下降、心煩、易怒、平時易感冒等更年期絕經前後症狀。

治療

（1）人工週期。按常規天週期第 6 天起服乙酚 0.25～1 毫克 /
　　日，連服 20 天，在週期第 16～25 天加服安宮黃體酮 10
　　毫克 / 日，或週期第 17 天起，隔日肌注黃體酮 20 毫克，
　　連注 5 次。

（2）促性腺素。卵巢早衰患者中可能存在 FSH、LH 生物活
　　性低下現象，而使用大量促性腺素治療，以達促使卵泡
　　發育、排卵、懷孕的目的。

（3）免疫抑制劑。尤其是合併腎上腺功能低落或早衰者，除
　　以上人工週期外，可加用皮質醇如地塞米松等治療。

預防

（1）應提倡產後的母乳餵養，哺乳時間儘量延長。其次，婦
　　女要堅持喝牛奶，多吃魚、蝦等食物。

（2）在精神方面，要注意自我調節情緒，正確對待發生的心
　　理衝突，有不良情緒時要學會用其他方式宣洩出來。

（3）睡眠對預防早衰同樣重要，良好的睡眠是保證身體健康
　　的必需。

甲狀腺功能亢進

甲狀腺功能亢進又名甲亢，以女性患者居多，各種年齡均可發病，但以 20～40 歲多見。

症狀

（1）病人有消瘦、易出汗、食量過多等症狀，但少數病人，尤其老年病人，反而會出現食欲減退，情緒易激動、失眠。另外，還可伴有不同程度的肌無力和肌萎縮，部分病人可有腹瀉。甲亢病人多有性腺功能受抑制表現，女性月經週期多不規則，月經量常減少以至於閉經，男病人可有陽痿、性欲減退。

（2）甲狀腺可呈彌漫性腫大伴突眼，或甲狀腺有多發結節，或高功能腺瘤。少數病人有皮膚色素沉著，或伴有脛骨前黏液性水腫。

治療

（1）抗甲狀腺藥物治療。

（2）放射性治療。

（3）手術治療。

預防

（1）首先避免精神誘因，生活規律，飲食有節，起居正常，勞逸結合，對預防發病有好處。

（2）對於外用藥引起的甲亢，只要避免不適當或濫用甲狀腺製劑或含碘藥物，完全能夠防止發生醫源性的甲亢。

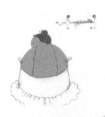

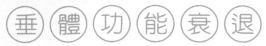

垂體功能衰退

垂體功能減退又名席漢（sheehan）綜合症，發病多在 20 ~ 40 歲生育期，閉經可發生在產後 3 個月 ~ 32 年，經產婦多於初產婦，農村多於城市。

症狀

在產後大出血休克後，產褥期長期衰弱乏力，最早為無乳汁分泌，然後繼發閉經，即使月經恢復，也常常稀少，並繼發不孕。性欲減退，陰道乾燥，陰毛、腋毛脫落，頭髮、眉毛稀疏，乳房、生殖器萎縮，精神淡漠、嗜睡、不喜活動、反應遲鈍，畏寒、無汗、皮膚乾燥粗糙，食欲不振、食少、便秘，體溫偏低、脈搏緩慢、血壓降低、面色蒼白、貧血。多數患者有水腫、體重下降，少數有消瘦惡病質。

治療

（1）對腎上腺皮質功能低下者，可用潑尼松（強的松）或可的松（醋酸可的松）補充治療。

（2）對甲狀腺功能低下者，應加用甲狀腺片，但由於應用其可加重腎上腺皮質功能不足，因此應先用或同時用皮質激素。

（3）對性腺功能低下者，可用雌、孕激素週期治療，以防止性器官過早萎縮。

預防

產後大出血是垂體功能減退的主因。而在醫療衛生條件差、接生方法陳舊、分娩時難產等情況下易發生產後大出血，導致垂體功能減退。故孕婦應定期進行健康檢查，懷孕一開始就要重視孕婦全身情況，加強營養，補充維生素、鐵劑，糾正貧血等。找正規大醫院生產，避免難產，是防止發生垂體功能減退的重要措施。

原發性慢性腎上腺皮質功能減退症

症狀

（1）醛固酮缺乏，可引起全身乏力，虛弱消瘦，導致直立性低血壓，嚴重時可發生昏厥、休克。

（2）皮質醇缺乏可引起多系統的症狀包括：食欲減退，嗜鹹食，體重減輕，噁心嘔吐，胃酸過多，消化不良，腹瀉腹脹，消瘦虛弱。神經和精神方面會出現乏力、淡漠、疲勞、嗜睡迷糊、精神失常。血壓降低，心臟縮小，心音低鈍，患者常有頭昏、眼花、直立性昏厥。出現皮膚、黏膜色素沉著，摩擦處、掌斑、乳暈、瘢痕等處尤為明顯。對感染、外傷等各種應急的抵抗力減弱。女性陰毛、腋毛減少或脫落、稀疏，月經失調或閉經。

治療

（1）基礎治療。使患者明瞭疾病的性質，應終生使用腎上腺皮質激素，平時根據身高、體重、性別、年齡、體力、勞力強度等確定合適的基礎量，在有發熱等併發症時根據具體情況適當加量。適當補充食鹽及鹽皮質激素，食鹽的攝入量應充分，有的患者仍感頭暈、乏力、血壓偏低，則需要加服鹽皮質激素。

（2）病因治療。如有活動性結核者，應積極給予結核治療，補充代替用的腎上腺皮質激素並不影響對結核病的控制，如病因是自身免疫問題，則應檢查是否有腺體功能減退，如存在，則需做相應治療。

經前症候群

又稱 PMS（Premenstrual tension syndrome），被用來描述月經前三四天女性身體、心理和情緒的一些綜合症狀：疲勞、緊張、沮喪、易怒、背痛、頭痛、盜汗等，月經來潮後症狀隨即消失。

八成女性有過經歷

在幾十年前，當女人們抱怨自己出現經前症候群的某些感受時，男人們的反應往往是「神經病」、「找事兒」。直到 20 世紀 70 年代末，人們才開始正視這一問題。就個體而言，差異是巨大的，有些女性根本沒有感覺到什麼變化，而有些女性則會經歷大的起伏。

一起兇殺案

經前症候群受到人們的重視，是從一起兇殺案開始。1981 年，29 歲的英國酒吧女 Sandie Craddock 因謀殺及其他十幾項罪名被起訴，專家們發現她的犯罪記錄與月經週期某種程度上同步，經過一番辯論，法官認定 Sandie Craddock 犯罪時處於經前期，情緒不受控，隨後她被減刑並接受激素治療。從那以後越來越多的女性開始發現自己有了經前症候群。

三個病因

經前症候群的發生主要有三個原因。

原因 1 卵巢激素失調。雌激素過盛以及黃體酮相對不足。

原因 2 葡萄糖不耐性。主要表現為嗜食甜食以及刺激性食物。

原因 3 缺乏必需脂肪酸、維生素 B_6、鋅以及鎂，這些是製造可以平衡荷爾蒙水平的前列腺素必需的營養物質。

治療對策

月經來潮前應儘量放鬆自己的精神，多聽聽音樂，多參加一些體育活動，找機會和同伴聊聊天。一個人獨處時，多看自己感興趣的讀物，或想一想自己曾經歷的愉快事，這有利於淡化對月經的關注，轉移注意力，放鬆心情，對情緒的控制有好處。如果症狀比較嚴重，可以到醫院去請醫生診治，較溫和的中成藥對經前症狀有緩解作用，但必須聽醫生的建議。

飲食建議

少食多餐，多吃蔬菜水果，以增加維生素的攝入量。在月經前數天攝入低鹽飲食，以養成良好的生活習慣。避免食用蔗糖、糖果以及刺激性食物。保證每日的飲食中包括 1 湯匙冷榨蔬菜油，因為它們富含 -3 系列以及 -6 系列脂肪酸，這將有助於經前症候群的緩解。

挑選內褲小貼士

- 不宜穿著太緊的內褲。女性的陰道口、尿道口、肛門靠得很近，內褲穿得太緊，易與外陰、肛門、尿道口產生頻繁的摩擦，使這一區域汙垢（多為肛門、陰道分泌物）中的病菌進入陰道或尿道，引起泌尿系統或生殖系統的感染。
- 不宜穿深色內褲。因為患陰道炎、生殖系統腫瘤的女性，白帶會變的渾濁，甚至帶紅色、黃色，這些都是疾病的信號。如果早期能發現這些現象而及早治療，就能取到較好的療效。如果穿深色的或圖案太花的內褲，病變的白帶不能及時被發現，就可能延誤病情。
- 不宜穿化纖的內褲。雖然化纖內褲較便宜，但通透性和吸濕性均較差，不利於陰部的組織代謝，加之白帶和會陰部腺體的分泌物不易揮發，會使外陰整天濕漉漉的。這種溫暖而潮濕的環境非常有利於細菌的生長繁殖，從而易引起外陰部或陰道的炎症。
  因此，女孩子在選擇內褲時宜選擇白色或淺色、寬鬆的純棉製品內褲。

痛經

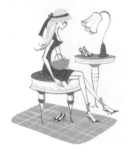

是指經期前後或行經其間，出現下腹部痙攣性疼痛，並有全身不適，影響日常生活。分為原發性和繼發性兩種。經過詳細婦科臨床檢查未能發現盆腔器官有明顯異常者，稱原發性痛經，也稱功能性痛經。繼發性痛經則指生殖器官有明顯病變者，如子宮內膜異位症、盆腔炎、腫瘤等。

痛經的真相

當你出現痛經症狀的時候，有人這樣對你說：「沒關係，長大以後就不痛了。」這時你 15 歲。「不要緊，結了婚就不痛了。」這時你 23 歲。「等生完孩子就不痛了。」這時你剛結婚半年。「多生幾個寶寶就不痛了。」這時你寶寶剛 1 歲。

痛經培養了女人的承受能力，它不是我們與生俱來的疾病，也不是一種無可逃避卻毫無用處的身體障礙。痛經時強時弱的發作使女性比男性具備更強的抵禦痛苦的能力，經過痛經的鍛鍊，女性比男性的健康狀況更佳，情感體驗也更為細膩豐富。而這種疼痛是因為子宮肌肉強烈地痙攣，以及盆腔淤血引起的。

紅糖、薑湯

民間流傳最普遍、最常用的治療痛經方法是喝紅糖、薑湯，這種方法對寒性痛經非常有效。現代醫學研究證實，紅糖中含有麥角新鹼，可促進子宮收縮，幫助淤血的排出，具有暖宮的作用，同時紅糖中還含有豐富的鐵，是補血佳品。生薑有補中散寒、緩解痛經的功效。二藥合用，能補氣養血，溫經活血。

少服止痛片

止痛片會造成神經系統功能紊亂、記憶力降低、失眠等不良後果，最好不要服用。經期要注意保暖，避免淋雨，忌食生冷食品，月經來時肚子不舒服的話，可用熱水袋熱敷或喝些生薑紅糖茶暫時緩解。

保持頭低臀高姿勢

月經時，經血若不能暢快地從子宮頸流出，而是在子宮內慢慢流出，就會造成盆腔淤血，加重經期疼痛和腰背酸痛。這時可以跪在床上、抬高臀部，保持這種頭低臀高的姿勢能改善子宮的後傾位置，方便經血外流，解除盆腔淤血，減輕疼痛和腰背不適症狀。

繼發性痛經

繼發性痛經在初潮頭一兩年不痛，後來才痛，持續三四天，甚至乾淨了還痛，漸進性越來越痛，痛感逐年增加，而且是某一點特別痛，這時應進一步檢查。

引起繼發性痛經的病因有很多，如先天性子宮畸形（包括雙角子宮、中隔子宮、殘角子宮、陰道橫膈等）、盆腔炎症、子宮腺肌病、子宮肌瘤、子宮息肉、子宮粘連、宮頸管狹窄、卵巢囊腫及盆腔淤血綜合症等等。

痛經與不孕

年輕女性繼發性痛經常見原因為子宮內膜異位症，它與原發性痛經症狀極為相似。如果病人有進行性痛經或內膜異位症家族史（母或姐妹中有患此病者），應早做腹腔鏡檢查以明確診斷，及早進行保守性手術治療，以保存生育能力。

繼發性痛經自我診斷分析流程圖

如上述情況均與你的情況不符合，
請儘快到醫院進行全面檢查。

START

帶宮腔節育器痛經者 ─是→ **可能的問題：** 節育器刺激內膜，PGs釋出過多，導致子宮肌肉收縮過強所致 ─是→ **對策：** 1.可應用PGs合成抑制劑治療 2.可使用有帶孕酮的節育器 3.取出節育器，改用其他避孕措施

↓否

有進行性痛經，伴持續性下腹痛且其母或姐妹中也有類似痛經病史者 ─否→ 痛經常在25歲後出現，疼痛類型不定，疼痛持續時間較長 ─否→ 除了痛經外，月經期還伴有體溫升高，下腹部墜脹

↓是

可能的問題：
子宮內膜異位症（見50頁）

↓是（中欄）
可能的問題：
腺肌病、內膜息肉及子宮肌瘤（見52頁）

↓是（右欄）
可能的問題：
盆腔炎

↓是

對策：
1.進行相關婦科檢查以明確診斷
2.隨訪觀察：適用於病變輕微，無症狀或症狀輕微患者
3.性激素療法
4.手術療法

對策：
1.進行婦科相關檢查以明確診斷
2.並進行相關對症治療：包括藥物治療和手術治療
3.每3~6個月隨訪一次

對策：
1.一般支援療法：臥床休息，給予充分營養及液體攝入
2.選用有效的抗生素進行治療

痛經應該怎麼調養？
中醫有沒有治療痛經的有效方法？

中醫認為，月經病與腎功能、脾、肝、氣血、子宮等器官都有關係。而痛經還有寒、熱、虛、實之分，以痛感不同來進行分類治療，所以，並不是一個藥方就對所有痛經女性都有效。

　　按照喝熱飲痛感減弱屬寒質，痛感加劇則屬熱質，喜按喜揉者屬虛質，越按越痛者屬實質。以下是幾個痛經食療方：

(1) 玄胡益母草煮雞蛋：玄胡20克，益母草50克，雞蛋2個。將以上3味加水同煮，待雞蛋熟後去殼，再放回鍋中煮20分鐘左右即可飲湯，吃雞蛋。具有通經、止痛經、補血、悅色、潤膚美容的功效。

(2) 烏豆蛋酒湯：烏豆（黑豆）60克，雞蛋2個，黃酒或米酒100毫升。將烏豆與雞蛋加水同煮即可。具有調中、下氣、止痛功能。適用於婦女氣血虛弱型痛經，並有和血潤膚功效。

(3) 薑艾薏苡仁粥，乾薑、艾葉各10克，薏苡仁30克。將前兩味水煎取汁，將薏苡仁煮粥至八成熟，入藥汁同煮至熟。具有溫經、化淤、散寒、除濕及潤膚功效。適用於寒濕凝滯型痛經。

(4) 薑棗紅糖水：乾薑、大棗、紅糖各30克。將前兩味洗淨，乾薑切片，大棗去核，加紅糖煎。喝湯，吃大棗。適用於寒性痛經及黃褐斑。

(5) 韭汁紅糖飲：鮮韭菜300克，紅糖100克。將鮮韭菜洗淨，瀝乾水分，切碎後搗爛取汁備用。紅糖放鋁鍋內，加清水少許煮沸，至糖溶解後兌入韭汁內即可飲用。具有溫經、補氣功效。適用於氣血兩虛型痛經，並可使皮膚紅潤光潔。

(6) 月季花茶：夏秋季節摘月季花花朵，以紫紅色半開放花蕾、不散瓣、氣味清香者為佳品。將其泡之代茶，每日飲用。具有行氣、活血、潤膚功效。適用於月經不調、痛經等症。

月經過多

正常的月經是 5 天左右，一般認為月經持續 7 天以上或者月經週期短於 21 天為月經不正常。月經量過多的女性，每次生理期會用到 30~60 個衛生棉，這時可能導致貧血，要去看醫生。

經血量可達正常量的 4~5 倍

流失過多的經血，會有明顯的貧血現象，這樣的女性在生理期和生理期過後，常會有心悸、全身無力、腰酸腿痛、失眠多夢的症狀出現，平時也容易感冒和疲勞。有這些症狀的女性，必須找醫生診治。

中醫診斷

中醫學認為，造成女性經血量較多的主要原因是血熱、氣虛、血淤三方面的原因。

診斷 1 血熱的女性屬於陽性體質，平時愛吃辛辣煎炸的食物。有的平時心情鬱悶，以致肝鬱化火；有的思慮過度，以致心陰不足、心火偏亢；有的是因為感受到外界的熱邪，熱邪迫血妄行，所以引起了月經過多。

診斷 2 氣虛的女性平時身體虛弱，或者久病後脾氣受損。有的平時太勞累，又吃過多寒涼的食物，終致脾氣受損，中氣虛弱，氣不攝血，以致月經經量過多。

診斷 3 血淤的女性有小產、人工流產的病史，其體內比較容易積聚淤血。有的是因為長期心情鬱悶，導致體內淤血停聚。若淤血不去，則新血就不能在經絡中正常運行，以至於月經會過多。

月經過多自我檢測

 START

如上述情況均與你的情況不符合，請儘快到醫院進行全面檢查。

月經的量比平時多，月經週期縮短，月經的日期推遲，不規則出血，腹部很痛或性交後出血

可能的問題：
子宮肌瘤或宮頸癌（見52、54頁）

對策：
每年進行一次婦科檢查，包括盆腔檢查、宮頸刮片和必要時進行的盆腔超音掃描、腹腔鏡或宮腔鏡檢查，可以幫助你早期發現和治療上述異常情況。

月經特別拖長，常見於35歲以上的婦女

可能的問題：
子宮纖維瘤（見53頁）

月經量逐漸增加，經前點滴出血，經期延長並且伴隨日漸嚴重的痛經，可能伴有性交痛或不孕

放置避孕環後月經過多

月經多量出血且伴隨下腹部或腰部疼痛，陰道分泌物增多、顏色或氣味異常，發熱，小便頻繁並疼痛

可能的問題：
子宮內膜異位症（見50頁）

可能的問題：
避孕環引起的

可能的問題：
生殖器官感染

對策：
1.進行腹腔鏡檢查
2.口服激素調節類藥物或者手術
3.輕症患者也可通過懷孕和分娩的過程來緩解病情的發展。

對策：
1.口服藥物或採用避孕套替代原有的避孕方式
2.採用含有可減少經量的孕酮成分的子宮環

對策：
1.充分休息、足量飲水和清淡的飲食，如此輕度的感染可以自行好轉
2.選用有效的抗生素進行治療

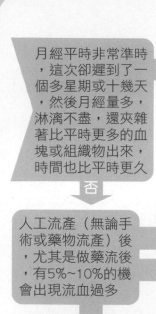

月經平時非常準時，這次卻遲到了一個多星期或十幾天，然後月經量多，淋漓不盡，還夾雜著比平時更多的血塊或組織物出來，時間也比平時更久

是 →

可能的問題：
自然流產
（見96頁）

是 →

對策：
首先是驗孕，但這個方法並不完全可靠，有時在發生流產以前，激素水平已經下降而出現陰性的結果。如果你陰道出血在短時間內增加過多過快，或出血時間過長，或同時出現其他不適症狀，就該馬上聯絡醫生了

否 ↓

是 →

可能的問題：
流產失敗或流產不全

是 →

人工流產（無論手術或藥物流產）後，尤其是做藥流後，有5%~10%的機會出現流血過多

否 →

伴隨陰道出血增多，還出現心慌、頭暈、出冷汗、腹部疼痛甚至暈厥的狀況

是 →

否 ↓

是 ↓

可能的問題：
宮外孕

對策：
年輕女性長期面對月經過多的問題又找不出任何病因，那你就應該接受詳細血液檢驗，看是否患有血液病

容易發生各種感染，經常發燒（尤其是高熱），除了月經經常性增多外，還出現皮膚瘀斑、流鼻血、齒齦出血等狀況

是 →

可能的問題：
血液病

是 →

否 ↓

對策：
1.醫生可以根據月經相、基礎體溫測定、血液裡生殖激素的測定結合診斷性刮宮、超聲掃描、MRI 等輔助手段來找出原因
2.止血
3.調整月經週期

以上皆不是，但又經常出現月經不規律，經量時多時少，經期不定，經前點滴出血等症狀

是 →

可能的問題：
功能失調

是 →

PART ③ 我的寶貝果實

懷孕是每個女人懷孕是每個女人一生會經歷的過程，

新生命的孕育常來許多驚喜，

同時也改變了女性原有的生理狀態，

準媽媽就像一朵盛開的花，

開花後結下的寶貝果實，需要你細心呵護...

流產

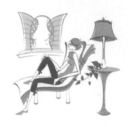

流產是指妊娠在 28 週前終止，胎兒體重在 1000 克以下。流產發生在妊娠 12 周以前稱早期流產，發生在 12~28 周的為晚期流產。28 周後生下的嬰兒，如果沒能成活，稱為「死產」。流產的主要跡象是陰道流血及腹部疼痛。

無法防止的流產

絕大部分自然流產是胚胎不健全所致，這些萎縮變形的卵泡有 60%~70% 是因為染色體異常或受精卵本身有問題，當受精卵長到某種程度後，即會萎縮而發生死胎、流產，這是一種自然淘汰作用，因此，你應該慶幸沒有留下一個畸形兒。

寶寶的危險信號

流產最主要信號就是陰道出血和子宮收縮而引起的腹痛。如果準媽媽發現自己陰道有少量流血，下腹有輕微疼痛或者感覺腰酸下墜，這可能就是流產的前兆，也是寶寶給你傳遞的「危險信號」。這時也不必太過緊張，最好的方法就是臥床休息，如果情況沒有改善，則需要及時就醫。

檢查

首先，掛婦科號，告訴醫生懷孕並要求流產，醫生會檢查白帶，如果有炎症，醫生會開一些藥物，把炎症治好之後才能做人工流產。如果是藥物流產，也最好不要有炎症，因為藥物流產後流血時間長，很容易感染。

藥物流產除了超音波、血常規、白帶常規和心電圖檢查以外還要做肝功能和腎功能的化驗，肝腎不好的人是不能做的，人工流產就只檢查超音波、血常規、白帶常規和心電圖。

第一胎

如果你要流產的是頭一胎，最大的壓力是對未來再生育有無影響，而如果你是在懷孕的頭 3 個月流產，這種機率是很小的。習慣性流產是在多次進行流產手術以後子宮不再能承擔胎盤和妊娠的壓力而出現的情況，第一次進行流產手術除非出現穿孔，否則不大可能就喪失生育能力，所以最好選擇正規的大型醫院進行手術。

患病的準媽媽要小心

患有急慢性疾病，比如貧血、高血壓、慢性腎炎、心臟病的準媽媽容易流產。受到病毒感染，或者出現高熱而引起子宮收縮也容易導致流產。另外，女性患有子宮畸形、盆腔腫瘤、宮腔內口鬆弛或有裂傷等生殖器官疾病也是導致流產的主要原因。

懷孕 10 周以內做人工流產最為適宜

人工流產手術越早就越簡單、越安全，反之，手術就複雜，術後康復時間也長。常用的早期人工流產手術有吸宮術（負壓吸引術）和鉗刮術兩種。前者適用於 10 周以內的懷孕婦女，後者適用於 10~14 周的懷孕婦女。

懷孕 10 周以內子宮不太大，胎兒和胎盤尚未形成，一般不需要擴張子宮頸，很容易將胎塊組織吸出。手術中反應輕，出血少，手術時間短，術後休息 1~2 小時就可以回家，恢復也很快，對身體影響小。懷孕 10~ 14 周時，因胚胎逐漸長大，胎盤已經形成，子宮也隨著長大，這時做人工流產不宜用簡單的吸宮術，而需要採用鉗刮人工流產。該手術難度大，出血多，恢復也比較慢，對身體有一定影響。

因此，需要做人工流產的孕婦，應儘量爭取在懷孕 10 周以內用負壓吸引手術，以減輕流產者的痛苦。

流產對號入座

流產分自然流產和人工流產，自然流產包括先兆性流產、難免流產、不全流產、完全流產、稽留流產、感染性流產等。

習慣性流產
自然流產連續發生 3 次或 3 次以上者。近年也有將連續兩次流產者稱為復發性自然流產。

先兆性流產
陰道流血不多，下腹部疼痛的程度不重，如能及時進行安胎治療，仍有希望繼續懷孕達到足月分娩。檢查時子宮口未開大，羊膜囊未破裂，子宮大小與停經月份相符，妊娠試驗為陽性。

難免流產
先兆性流產未得到及時治療或治療無效，陰道出血量增多，表示絨毛組織部分與子宮壁剝離，胎兒生命已中斷，即為難免性流產。檢查子宮口開大，懷孕月份較大的有羊膜囊形膨出或破裂；有的胚胎組織阻塞於宮頸，懷孕已不能繼續。

不全流產
部分胚胎組織已流出，但仍有部分胚胎組織在子宮內，這叫不全流產。不全流產時可出現陰道大量出血，嚴重時可引起休克，如不及時搶救可導致死亡。不全流產容易繼發感染。

完全流產
待子宮內的絨毛組織全部與子宮壁分離，胎兒全部排出體外，此謂完全流產。完全流產多在短時間內止血，腹痛緩解。

稽留流產
有少數流產病人，胎兒在子宮內已死亡 2 個月以上，仍不能將全部胚胎、絨毛組織排淨，出血延續時間超過 2 個月，此為稽留流產。主要原因是胎盤與子宮壁粘連，不易分離。其嚴重後果是引起全身性凝血因數大量消耗而發生全身大出血，要積極及時治療。

流產後該如何安胎呢？
應該進行哪些補養？

流產分為早期流產和晚期流產。不同時期的
流產應該注意不同的安胎方法以及飲食補養
策略。

　　早期流產主要是準媽媽在懷孕 12 周以前發生腹痛、陰道
流血的現象。主要症狀為陰道流血不多，下腹部疼痛不嚴重。
這時准媽媽要注意臥床休息，同時要避免性生活，並在醫生的
指導下服保胎藥。

　　晚期流產主要是指 12~28 周出現腹痛、陰道流血的現象。
如果準媽媽有早產的現象，則需要住院安胎。晚期流產的過程
類似分娩，先是有一陣陣子宮收縮的腹痛，然後胎盤剝離出
血，因此其狀況要比早期流產嚴重些，但是一般晚期流產較少
發生。這時準媽媽要完全臥床休息，連吃飯、排泄都必須在床
上進行。最重要的是需要放鬆心情，不要緊張。

人工流產後飲食應注重以下幾點：

（1）蛋白質是抗體的重要組成成分，如攝入不足，則機體抵抗
　　　力降低。人工流產後半個月之內，蛋白質每千克體重應給
　　　1.5~2 克，每日量約 100~150 克。因此，可多吃些雞肉、豬
　　　瘦肉、蛋類、奶類和豆類、豆類製品等。

（2）人工流產手術後，由於身體較虛弱，常易出汗，因此補充
　　　水分應少量多次，減少水分蒸發量。汗液中排出水溶性維
　　　生素較多，尤其是維生素 C、維生素 B_1、維生素 B_2，因此，
　　　應多吃新鮮蔬菜、水果。如此，也有利於防止便秘。

（3）在正常飲食的基礎上，適當限制脂肪。術後一星期內脂肪
　　　控制在每日 80 克左右。月經紊亂者，忌食刺激性食品，如
　　　辣椒、酒、醋、胡椒、薑等，這類食品均能刺激性器官充血，
　　　增加月經量，也忌食螃蟹、田螺、河蚌等寒性食物。

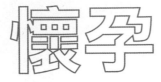

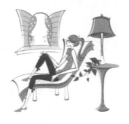

在生育年齡的女性，發生性關係而又未採取避孕措施，都有
懷孕的可能。婚後保持正常性生活的女性，如果沒有採取避
孕措施，約有 85% 的人在第一年內就會懷孕。新生命的到來
也許是意外的驚喜，也許是久違的期盼，不同年齡階段的女
人對孕育新生命似乎有著不同的看法和感覺，然而在新生命
來臨時，身體總會有些訊息釋放出來……

檢查

　　懷孕後，準媽媽們需要進行一系列檢查，這其中主要分為多
種類型。一是圍產期保健檢查，目的是隨時瞭解孕婦的健康狀況
和胎兒的生長發育狀況。檢查內容包括量體重、血壓、宮高、腹圍，
聽胎心。檢查時間為孕 3~7 個月，一月一次；孕 8 月後，2 週一次；
懷孕 9 月後，一週一次，如果有懷孕疾病，需要隨時複查。

　　二是先天性愚型篩查，主要是唐氏綜合症，整個唐氏綜合症
的篩查包括 3 項，孕媽媽可以在孕 9 周時先做其中一項，等到了
孕 14~21 周再查另外兩項內容，也可以在孕 17 周將兩項篩查一
次完成。

　　三是通過超音波檢查，檢查胎兒、胎數、胎位、胎盤及臍帶、
羊水的異常，觀察胎兒的胎動情況。可以在孕 4 月、孕 8 月、臨
產前各一次。以上均為正常檢查，如孕婦有其他的情況還要進行
相應的其他檢查。

淋浴

　　懷孕時要堅持淋浴。因為懷孕後陰道內乳酸量降低，對外來
病菌的殺傷力也會降低，泡在水裡有可能讓髒水進入陰道，引起
宮頸發炎、附件炎，甚至發生宮內感染，或引起早產。沐浴時間

也不宜超過 15 分鐘。洗澡時間過長不但會引起自身腦缺血發生暈厥，還會造成胎兒缺氧，影響胎兒神經系統生長發育。水溫保持 38℃。水溫過熱會使母體體溫暫時升高，破壞了羊水恆溫，有可能殺傷胎兒的腦細胞。

睡姿

懷孕後期準媽媽不宜仰臥，因為巨大的子宮壓迫大靜脈會使血液回流受阻，所以最好採取左側臥位。充分的休息也少不了，準媽媽們可以理直氣壯地一天睡上 10 個小時。

運動

適當的運動對準媽媽自身與寶寶的健康都是有益的。準媽媽們可以做些簡單的家務，但避免拿沉重的物件。撿地面上的東西時，應蹲下而不是彎腰撿。有規律鍛煉不能省，晨跑與散步都是上佳選擇，貴在堅持。

一些有害因素

不能進行熱水浴與三溫暖，因為高溫會損傷胎兒的中樞神經系統。不要用電熱毯與微波爐，雖然人們感覺不到電磁波或微波的存在，但它會影響胎兒器官的發育。將家中的寵物最好寄養於他人，特別是貓。大多數貓都受到弓形體寄生蟲的感染，可經懷孕的媽媽傳給胎兒，導致胎兒流產和畸形。不要進行一些預防注射，預防注射常會導致機體不適和發熱，對孕婦、胎兒不利，最好不要在懷孕時進行。因此，需要做人工流產的孕婦，應儘量爭取在懷孕 10 周以內用負壓吸引手術，以減輕流產者的痛苦。

預產期推算

預產期月份 = 末次月經第一天的月份 +9（或 -3）
預產期天數 = 末次月經第一天的天數 +7

如何使用驗孕紙及驗孕棒？
懷孕幾天驗孕才有效？

從妊娠的第 7 天開始，孕婦的尿液中就能測出一種特異性的激素——人絨毛膜促性腺激素（簡稱 HCG），目前市售的驗孕紙及驗孕棒，就是通過尿液迅速檢測其中的 HCG。

一般的驗孕紙在懷孕 35~40 天才能測出。而驗孕棒則是懷孕 3 天就能測出。

驗孕紙檢測結果有兩種：將尿液滴在試紙上的檢測孔中，如在試紙的對照區出現一條有色帶（有的試紙顯紅色，有的試紙顯藍色），表示未受孕，反之，如在檢測區出現明顯的色帶，則表示陽性，說明發生懷孕。這種檢測具有快速、方便、靈敏、特異性高的優點，可避免與 HCG 有類似結構的其他糖蛋白激素引起交叉反應。但是，驗孕紙只能作為一種初篩檢查，在試用時要注意以下幾個方面。

（1）你購買的試紙如果存放時間過長（1 年以上），或試紙受潮，且未注意保存在正常室溫條件下（不應冷藏），就可能失效，出現檢測結果假陰性。

（2）如果懷孕剛剛開始或者有宮外孕的可能，體內 HCG 水平一般偏低，檢測的樣品需靜置 3 分鐘以上（一般僅需 1 分鐘），並必須仔細辨認是否有弱陽性。

（3）在出現葡萄胎、絨癌、體內 HCG 水平過高時，尿檢反而不顯示陽性。

（4）懷孕 3 個月後，HCG 水平下降，尿液檢測有時會出現陰性，或弱陽性。

（5）陽性結果也並非意味著百分之百懷孕。因為有些腫瘤細胞如葡萄胎、絨癌、支氣管癌和腎癌等，也可分泌 HCG，甚至子宮內膜增生患者也出現 HCG 檢測陽性。

因此，育齡婦女出現停經，不要僅僅依靠一次驗孕紙自測來判斷自己是否懷孕。為保險起見，可以在 3 天後再測一次。當然，最可靠的還是及時到醫院進行全面檢查，尤其是弱陽性者，以便採取措施。

Q 什麼時候懷孕比較好？
懷孕時應該注意些什麼？

A 醫學專家認為懷孕的最佳季節是 8 月前後，約
7 月下旬到 9 月上旬近兩個月的時間。

　　從醫學角度看，胚胎發育有 3 個關鍵時期：一是大腦形成期，即受孕第 3 個月；二是腦細胞分裂期，受孕第 6 個月以後；三是腦細胞發育協調期，受孕第 7~9 個月。如果選擇八九月份之間受孕，懷孕的第 3、第 6 個月以及分娩期都處在氣候適宜、營養便於調配的晚秋、仲春季節，胎兒的神經系統可以得到良好的發育。要注意避開五六月份懷孕，因為七月天氣濕熱，食欲本來不旺盛，再加上懷孕反應，使得營養攝入不足，容易影響胎兒的發育。同時也要避開 10 月懷孕，7 月盛夏分娩。產婦的褥汗本來就多，如果在盛夏酷暑分娩，氣候悶熱、潮濕，容易發生中暑，輕者頭暈、胸悶、體溫升高，重者高燒、昏迷，甚至死亡。

　　懷孕後應注意在日常生活中維持定期排便習慣，排便時不要用力過猛；多喝水，多吃纖維類食物；每天早晚做輕微的運動，如散步、體操等；忌食辛辣、燥烈的食物；勤刷牙，以防牙齦出血；懷孕的頭 3 個月，最易引發流產，準媽媽出門、上下樓、進出浴室時必定要當心，防備摔倒；如果身體有什麼異樣、難熬，最好去婦產科就診，絕不可以自身放任用藥。平時一向服用的藥物，也必須在醫生遵守後才能持續服用；懷孕頭 3 個月補充葉酸，然後到第 4 個月就補充鈣片，多曬太陽有助於鈣的吸收，多吃蔬菜、豆類及堅果；懷孕頭 3 個月和最後 3 個月要儘量避免性生活，至少要儘量減少次數。若有習慣性流產者，懷孕期間應嚴禁過性生活。

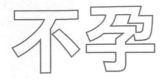 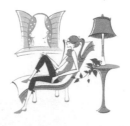

關於不孕的問題，大多是夫婦雙方都有問題。一般來說，最常見的女性不孕症是由於輸卵管閉塞，最常見的男性不孕症則起因於無精症。

過胖或過瘦都能導致不孕

過分追求骨感美和過度肥胖都會造成女性經期紊亂，從而影響女性的排卵規律。營養不良、脂肪太少的確會使得女性月經不調甚至閉經。肥胖者不孕的主要原因則是排卵障礙，表現為無排卵、排卵延遲和稀發排卵等。

久坐與不孕

很多 30 多歲坐辦公室的上班族女性，由於長期久坐，月經前及月經期常有劇烈疼痛，這是因久坐加上缺乏正常運動，導致氣血循環障礙；有些是因久坐導致經血逆流入輸卵管、卵巢，引起下腹痛、腰痛，尤其有厲害的經痛，此即所謂巧克力囊腫，也是不孕原因之一；此外，氣滯血淤也易導致淋巴或血行性的栓塞，使輸卵管不通；更有因久坐及體質上的關係，使子宮內膜組織因氣滯血淤而增生至子宮外，形成子宮內膜異位症，這些都是比較明顯的不孕原因之一。

心理性不孕

心理上的矛盾、衝突、抑鬱或哀傷等，都會由自主神經影響

到激素的輸送與流通。恐怖、焦躁的情緒不利於排卵，輸卵管也會痙攣。輕微的不調和雖然不會明顯反映在輸卵管或卵巢上，但也會導致心理性不孕。

女性檢查

一般來說女性不孕初診要檢查的項目很多，包括生殖體格檢查、白帶常規及培養、輸卵管通暢試驗、子宮及附件超音波、5 項抗體檢查、卵泡監測、性激素等。

提高造精能力

要提高造精能力，可利用改善飲食和服藥同時進行的療法。有效的植物類食品包括大蒜、蔥、蘆筍、栗子、芋頭、人參等，動物類食品包括蛋、鰻魚、鯉魚血、牛排及鱉等；藥品則是男性激素、綜合氨基酸劑、核酸劑、蛋白合成激素等。

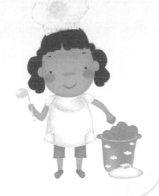

避孕

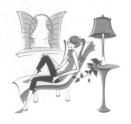

女性的人生是和生育、避孕聯繫在一起的。因為女性一生有30多年的時間需要避孕，所以選擇可靠的避孕方法，堅持準確避孕是保證從容、健康生活的必要措施。而在現在這樣一個開放年代，性的吸引和性的享受被提前到了同居階段，擺在每對情侶面前的首要問題就是避孕。

抑制卵巢排卵

具有抑制卵巢排卵作用的避孕方法包括女用短效、長效避孕藥以及皮下埋植避孕劑等。由於卵細胞的發育和成熟受下丘腦和腦垂體的影響，而這類避孕藥可以抑制下丘腦和腦垂體的功能來阻止卵細胞發育，從而達到避孕目的。另外，女性在哺乳期也會分泌激素來抑制卵巢排卵，所以哺乳也有一定的避孕效果。

抑制精子正常發育

從棉子中提取的棉酚能夠抑制精子的正常發育，長期服用棉酚可使精子數明顯減少或完全消失，從而達到不能生育的目的。這種男用避孕藥尚未推廣使用。近幾年來有些地方採用物理方法（如超音波、微波、溫熱等刺激睾丸）來抑制睾丸的生精功能，也取得一定進展。

阻止精子和卵子結合

不讓精子和卵子結合的避孕方法很多，例如保險套、陰道隔膜等使精子不能進入陰道，或進入陰道的精子不能進入子宮腔；外用避孕藥具有較強的殺精子作用，將其放入陰道內能殺死已進入陰道內的精子，使精子不能進入子宮腔；男女絕育手術能阻止

精子排出或阻止精子與卵子結合，是一種永久性的避孕措施；在性交過程中採用體外排精或會陰部尿道壓迫法，使精液排在陰道外或逆行射入自己的膀胱，使精液不進入陰道。

阻止受精卵著床

子宮是孕育胎兒的地方，如果設法干擾子宮的內部環境，就不利於受精卵的生長發育。而那些在子宮內放置節育環的方法以及各種探親避孕藥均可使子宮內膜發生變化，阻止受精卵著床和發育。

錯開排卵期避孕

錯開排卵期避孕就是在安全期避孕，即利用月經週期推算法、基礎體溫測量法及宮頸黏液觀察法等，掌握女性的排卵期，避開排卵期性交來避孕，使精子和卵子錯過相遇的機會。

沒有來月經的女孩子也能懷孕

很多人都認為還沒有開始月經來潮的女孩是不可能懷孕的，但事實上還是有可能懷孕的。因為在青春發育期，女孩很可能在初潮前就開始排卵，所以即使沒有月經初潮的女孩子在進行性生活的時候，還是要注意採取避孕措施。

灌洗

很多人認為性生活之後灌洗，即用水、皂液或溫可樂之類的液體沖洗陰道可以沖走精子而起到避孕的效果，但事實上灌洗並非是有效的避孕措施，而且還會引起陰道感染。

女性避孕方法自我檢測

START

如果是未婚女性，性伴侶較穩定，性活動較頻繁的女性 →否→ 如果是未婚女性，與固定的男朋友同居 →否→ 如果是未婚女性，性伴侶不穩定

是↓

對策：
可選用安全期避孕，在非安全期宜採用避孕套或避孕藥膜避孕

是↓

對策：
發生性傳播疾病危險性低，可以選擇高效而穩定的宮內節育器

是↓

對策：
由於容易感染性病、愛滋病等，從性安全、性衛生角度考慮，應選用保險套避孕

夫妻分居兩地 ←否← 夫妻在一起，生活無規律 ←否← 夫妻在一起，生活有規律 ←否←

是↓

對策：
碰面時，可服探親避孕藥，如探親片1號等；房事前8小時服一片，再每晚服1片，直到碰面結束，次晨再服一次，它不適合長期服用

是↓

對策：
不能堅持每日口服，可選用長效口服避孕藥，如複方18甲基炔諾酮，從月經的第5天服一次藥，間隔20天服第2次，以後每月服一次，每次一片即可

是↓

對策：
可選用短效口服避孕藥，如口服避孕藥1號、2號；從月經的第5天開始服用，每日一片，連服22天即可

否← 如果口服避孕藥引起胃腸不適的女性 →是→ **對策：**可選避孕針

各種「避孕方法」的比較

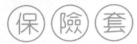
（保）（險）（套）

優點

　　保險套是效果相當不錯的避孕法之一，且到處有售，使用容易，而且不論採取何種體位都不受影響。另一方面，由於價格低廉，沒有排斥心理，這是很理想的避孕方法。對於早洩的男性而言，保險套也是很合適的。

缺點

　　最大的缺點就在於它常給予使用者（甚至包括女性在內）一種隔了一層的感覺，以致反應變得較遲鈍。由於這層阻隔感，除非夫婦雙方都樂意而且習慣使用，否則使用保險套可能會影響情緒。此外，需要很長時間才能射精的男性也不宜戴避孕套，因為保險套會使其感覺遲鈍，時間拖得更長。▲

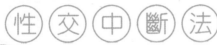
（性）（交）（中）（斷）（法）

優點

　　這是一種簡便易行的方法，不需特別教導即可實行，而且由於不需工具或藥劑，因此也不花錢，更不必有事後處理的麻煩。

缺點

　　為了達到避孕的目的而犧牲了性交的樂趣，減損快感，是這種方法的最大缺點。由於訣竅難以掌握，失敗的比例也相當高。▲

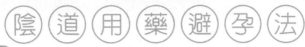
（陰）（道）（用）（藥）（避）（孕）（法）

優點

　　這是女性使用的避孕法，使用起來相當方便、簡單。不論是新婚婦女或已多次生育的婦女，都同樣可以使用，同時還有治療陰道炎，防止感染的效果。另外，藥片很乾淨，使用後即使不處理也無妨。此外，便宜也是它的另一優點。

缺點

　　藥片放入陰道深處後，會逐漸吸收水分而液化，在液化過程中，藥片的蘇打或酒石酸成分會產生碳酸合體而呈泡沫狀。這時，夫婦雙方都會有刺痛和灼熱的感覺，特別敏感的人會覺得很不舒服。另外，由於是新的避孕手段，很多人會因方法錯誤而導致避孕失敗。▲

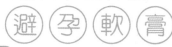

優點

　　避孕軟膏是油性的，不會刺激皮膚，而且不必等它溶化，馬上就有效。又由於它的質地細緻，對於陰道分泌物少的女性來說可增加快感。只要在使用時以注入器注入，即使是新婚女性也適用。

缺點

　　由於是半流體的，在性交中容易流出陰道外，所以要在性交前後各注入一次，過於麻煩。另外，用過的注入器又需洗滌並保持清潔。▲

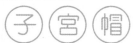

優點

　　雖然它的面積相當大，可是一旦裝在正確位置後，卻沒什麼感覺。因此對於丈夫不肯合作避孕的女性，可以自己採用此法避孕。使用起來很順手的人，終生使用也無妨，只需在用後添購就行了。一個子宮帽的壽命通常在一年左右。

缺點

　　子宮帽不是每個女性都能使用的，例如新婚不久的女性，由於陰道仍很狹小，所以不宜使用，再者，陰道壁過度鬆弛的婦女也不適合戴用，此外，有子宮脫垂傾向的婦女也不能戴。▲

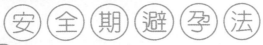

優點

若能將此方法記熟，運用起來相當簡單方便，因為既不需工具也不用花錢，而且毫不影響性交時的快感。

缺點

雖然現在很多人都利用這個方法避孕，但多數人的計算方法不夠正確，因此失敗率很高，這也使安全期避孕法成為一個不太可靠的方法。因此，奉勸大家最好不要採用這種避孕法。▲

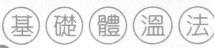

優點

基礎體溫法是利用體溫的變化找出排卵日，然後注意此時期以避孕的方法。這是一個非常安全的避孕法，測量基礎體溫不僅可以避孕，而且對一些不孕症女性來說，也可以瞭解不孕的原因所在。

缺點

大致上來說，排卵日的前 3 天是安全期，但是正確排卵日在判定上卻有困難，而且越是接近排卵日，受孕的機會越高，所以在這段期間內常必須採取其他的避孕措施。還有一些人認為每天早上都要量體溫是相當的麻煩的事情，而且並非所有的人基礎體溫均會有高低溫的變化，若是遇到生活作習不正常或是生理狀況有任何的變化（如發燒、下痢、腹痛、失眠），均會使基礎體溫受到影響而產生變化。▲

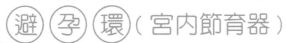

優點

裝置一個避孕環可以維持一兩年的時間，然後再換裝新的。在這期間，不必採取其他的避孕方法，相當省事。

缺點

有因裝入子宮內的避孕環自行脫落或在子宮內的位置發生偏差,進而再度懷孕的例子,另外,也有因避孕環刺激子宮內膜而引起不正常出血或分泌物增加。▲

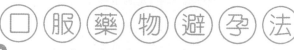

口服藥物避孕法

優點

不論何時性交都不必擔心懷孕,避孕效果幾乎是 100%,而且一旦中止使用後也可很快地懷孕。

缺點

有少數人——尤其是初期服用的人,會在服藥後有作嘔的感覺,或是感到氣悶,有人因噁心的情況太嚴重而停止服用,也有因服藥後體重增加的情況,但現在藥物屢經改良,應該較少再發生這種情形了。▲

結紮

優點

自覺子女的數目已經夠了的人,這是一種一勞永逸的避孕方法。結紮手術就是在動了這次手術之後,不必再擔心懷孕的長久之計。

缺點

醫生們常會碰到已結紮的人來要求動復原手術。這些人中有的是離婚後再婚的,也有的是配偶死後再婚的,他們都希望在新的婚姻關係中再生育兒女。也有主動要求做結紮手術的人,幾年後可能感到後悔,再來要求做復原手術。但是,結紮之後要再復原的成功率是很低很低的,因此,不要輕易作出結紮的決定。▲

PART ④ 我的秀麗山峰

女性乳房是疾病最容易打擾的部位，

如乳腺增生、乳腺炎、乳腺癌等。

然而，現代生活節奏不斷加快，許多女性每天忙忙碌碌，

幾乎顧不上自己的保健，

也更是忽略了乳房的保健，

其實它需要女性一生的呵護！

乳房的構造 正面圖

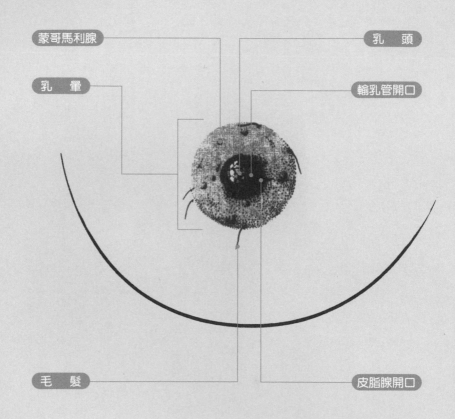

蒙哥馬利腺　　　　　　　　　　　　　乳　頭

乳　暈　　　　　　　　　　　　　　　輸乳管開口

毛　髮　　　　　　　　　　　　　　　皮脂腺開口

　　　乳房的主要作用是分泌嬰兒成長必需的乳汁，它是皮膚的附屬器官，位於前胸部，左右對稱。乳房接近中心的部位為乳頭，乳頭周圍分布著毛囊，因此多數婦女乳頭會有一些毛。乳暈是乳房中環繞乳頭的深色區域，顏色隨著膚色不同有所變化。乳暈周圍還有一些雞皮疙瘩似的小突起，稱為「蒙哥馬利腺」，它們會分泌出一種油性物質，幫助清潔、潤滑乳頭，防止乳頭破損及感染。

乳房的構造 |側面圖|

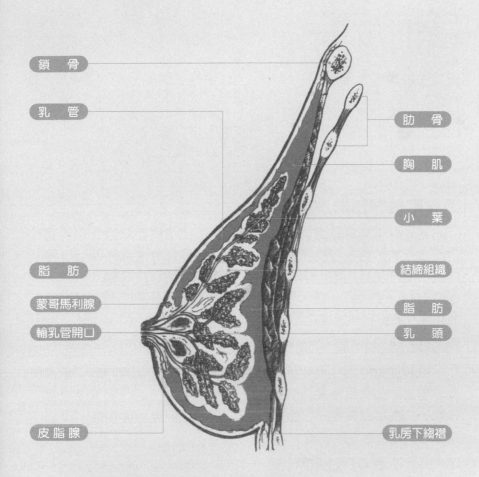

鎖　骨

乳　管

脂　肪

蒙哥馬利腺

輸乳管開口

皮脂腺

肋　骨

胸　肌

小　葉

結締組織

脂　肪

乳　頭

乳房下縐褶

　　　乳房主要由腺體、導管、脂肪組織和纖維組織等構成，內部結構由如一棵倒著生長的小樹。乳腺被分为15~25個乳房葉，每一個乳房葉都像一棵埋在脂肪中的樹，樹梢的「葉子」就是乳腺的腺泡，產後就是這裡生產乳汁，然後乳汁從「葉莖」（小乳管）流到「樹幹」（輸乳管）裡，一直伸向乳頭表面。

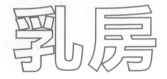
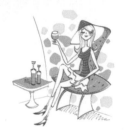

在嬰兒眼中代表食物，在男人眼中代表性，醫師眼中只看到疾病，商人卻看到鈔票，宗教領袖將之轉化為性靈象徵，心理分析學者則認為它是潛意識的中心。第一次脹痛；第一件內衣；第一次被異性觸摸；第一次哺乳成為母親 ... 每一次身體的蛻變，都是心的蛻變。乳房可以見證身為女人，是一個如何美妙而艱難的過程。

嬰兒期最好別擠別揉

嬰幼兒期乳房是處於靜止狀態的，但出生的嬰兒因受母親體內雌激素的影響，可能在出生後短期內有乳房腫大或乳頭溢液等情況。此時注意別擠、別揉，順其自然，以免造成感染，可以局部熱敷以促進吸收。隨著嬰兒體內女性激素水平的下降，大約 3 周以後，乳房自然恢復正常並進入靜止期。

青春期是乳腺纖維瘤的多發期

母親要格外關注女兒的乳房變化，如是否有乳頭內陷、是否長了疙瘩，如有異常要及時就醫。此外，穿戴合適的胸罩是很重要的，以棉織品為好，不宜太緊或太鬆，太緊會影響供血，不利發育，太鬆則易導致下垂。

中年期不要自我按摩

中年以後乳房多有鬆弛下垂的現象，於是，許多人覺得按摩乳房可以豐富乳房供血，預防鬆弛下垂。對此，一般情況下，乳房不主張按摩，因為按摩會加重乳腺增生。要隨時注意乳房的細小變化，發現問題，立即檢查治療。進入更年期的婦女注意不要過多補充雌激素，以免增加乳腺癌的患病幾率。

老年期應重視自我檢查

絕經後的老年婦女，由於體內雌性激素的減少，其乳房發生了一些變化，如乳房體積變小、鬆軟下垂，皮膚皺襞增加等。其實，此時更應該注意乳房的保健，因為乳腺癌的高發年齡段正是在 45 歲以後。這時，應堅持每月一次的乳房自我檢查，每年一次到專科醫生處進行體檢，平時隨時注意乳房的細小變化，及時發現問題。

月經期會脹大及疼痛

由於受到卵巢所分泌的女性激素的刺激，乳房也會有週期性反應，多數女性在月經前期乳房因充血水腫出現痛脹感，經後即自行消失。這種疼痛一般不需治療。此期乳房比較敏感，應避免不必要的外傷和擠壓，保持精神愉快，不要過於緊張，熱敷可促進血液循環及淋巴回流，緩解局部組織的緊張度，有利於炎症的消失。

孕產期需更換胸罩

孕產期包括孕期和哺乳期，也是乳腺疾病發病率最高的時期，這個時期的女性應該把緊身的上衣及胸罩收藏起來，以免壓迫乳房影響乳腺的正常發育，從而影響孩子的哺育。懷孕 5~6 個月後，經常用肥皂和溫水擦洗乳頭，使乳頭表皮增生變厚、富於彈性。擦洗後在乳頭和乳暈上塗一層油脂，以防皸裂。

乳房常見疾病自我檢測

START 如上述情況均與你的情況不符合，請儘快到醫院進行全面檢查。

現在正在哺乳期，出現乳頭疼痛

是 →

可能的問題：
乳頭炎

是 →

對策：
保持乳頭清潔，如果疼痛嚴重可到婦科就診

否 ↓

乳房在開始短時間內出現腫塊，壓痛明顯，脹痛難忍，表面皮膚發紅，同時出現全身發熱的症狀，疼痛呈波動性

是 →

可能的問題：
急性乳腺炎
（見119頁）

是 →

對策：
1.停止患側哺乳
2.局部理療，熱敷
3.全身抗感染治療
4.必要時手術切開引流排膿

否 ↓

乳房脹痛，呈週期性，病程時間長，乳房腫塊大小隨月經週期變化，發展緩慢

是 →

可能的問題：
乳腺增生
（見120頁）

是 →

對策：
在藥物治療同時要注意忌食辛辣刺激性食物，不要使用含激素類化妝品、滋補品

否 ↓

乳房出現無痛性腫塊，生長迅猛，邊界不清，乳房表面還出現酒窩樣的凹陷來，或者腋窩可以摸到腫大卻不痛的淋巴結，或乳頭出現內陷

是 →

可能的問題：
乳腺癌
（見121頁）

是 →

對策：
1.明確診斷，判定腫瘤的良惡性質
2.到醫院制定詳細的治療方案

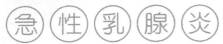

急性乳腺炎

多見於初產婦，產後 2~4 周左右，常在乳頭破裂後發生。

病因

（1）乳汁淤積。乳汁淤積會使入侵細菌生長繁殖。淤積的原因有：①乳頭發育不良（過小或內陷）妨礙哺乳；②乳汁過多或嬰兒吸乳少，以致乳汁不能完全排空；③乳管不通，影響排乳。

（2）細胞入侵。乳頭破損使細菌沿淋巴管入侵是感染的主要途徑。嬰兒口含乳頭睡覺或嬰兒患口腔炎也會使細菌直接侵入乳管。

症狀

（1）有乳頭創傷或乳頭發育不良史，開始有發冷，而後高熱、寒顫、頭痛、乳房脹痛或搏動性疼痛。

（2）全身反應。有食欲不振、體溫升高、寒顫，可併發敗血症。

治療

（1）早期可採用青黴素 80 萬 ~100 萬 U 加 1%~2% 普魯卡因 10 毫升溶於等滲鹽水 10~20 毫升中，在腫塊周圍封閉注射。

（2）全身應用抗生素。為防治嚴重感染及敗血症，根據細菌培養及藥敏選用抗生素，必要時靜脈滴注抗生素。

預防

乳腺炎的預防較治療更為重要。在懷孕期及哺乳期要保持兩側乳頭的清潔，如果有乳頭內陷者，應將乳頭輕輕擠出後清洗乾淨。在哺乳前後可用 3% 硼酸水洗淨乳頭。養成定時哺乳的習慣，每次哺乳時應將乳汁吸淨，不能吸淨時可用按摩擠出或用吸乳器吸出。如果乳頭已有破損或皸裂時，應暫停哺乳，用吸乳器吸出乳汁，待傷口癒合後再行哺乳。

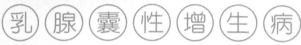

本病是婦女常見、多發病之一，多見於 25～45 歲女性。本病惡變的危險性較正常婦女增加 2～4 倍。

病因

本病症狀常與月經週期有密切關係，故一般認為其發生與卵巢功能失調有關。由於成年婦女的乳腺隨月經顯示增生和復舊的週期性改變，因此有些病人實際上是生理性雌激素刺激過度或變異反應而復舊不全。

症狀

（1）乳房脹痛。脹痛程度不一，輕者不為病人介意，重者可影響工作和生活。脹痛的特點是具有週期性，常發生或加重於月經前期。

（2）乳房腫塊。腫塊常為多發性，可見於一側，也可見於雙側；可局限於乳房的一部分，或分散於整個乳房，腫塊呈結節狀，大小不一，質韌而不硬，與皮膚和深部組織之間並無粘連而可被推動，但與周圍組織的分界並不清楚，腫塊在經期後可能有所縮小。

（3）伴隨症狀。患者常感覺情緒不暢或心煩易怒，可見痛經，月經前後不定期等，少數患者乳頭溢出棕色或淡黃色液體。

治療

對乳腺囊性增生病尚無有效的治療方法。但多數病人在發病數月至一二年後常能自行緩解，因此，如診斷正確，多不需治療。用胸罩托起乳房，口服中藥逍遙散或口服碘化鉀，都有緩解疼痛的作用。而服用雄激素來抑制雌激素，借此軟化結節，減輕疼痛，可能會擾亂人體激素之間的細微平衡，不宜常規使用，僅在疼痛嚴重而影響工作或生活時，才考慮使用。另外維生素 E 對緩解疼痛也有一定作用。

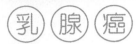

乳腺癌

　　乳房的惡性腫瘤絕大多數是源於乳腺的上皮組織（乳腺癌），少數可源自乳房的各種非上皮組織（各種肉瘤），偶可見到混合性的癌肉瘤。乳腺癌的發病率在我國僅次於宮頸癌，人群發病為 23/10 萬，占全身各種惡性腫瘤的 7%~10%。

因素

（1）年齡。在女性中，發病率隨著年齡的增長而上升，在月經初潮前罕見，20 歲前亦少見，但 20 歲以後發病率迅速上升，45~50 歲較高，但呈相對的平穩，絕經後發病率繼續上升，到 70 歲左右達最高峰。死亡率也隨年齡而上升，在 25 歲以後死亡率逐步上升，直到老年時始終保持上升趨勢。

（2）遺傳因素。家族的婦女有第一級直系血親家族的乳腺癌史者，其乳腺癌的危險性是正常人群的 2~3 倍。

（3）月經初潮年齡。初潮年齡早於 13 歲者發病的危險性為年齡大於 17 歲者的 2.2 倍。

（4）絕經年齡。絕經年齡大於 55 歲者比小於 45 歲的危險性增加。

（5）第一次懷孕年齡。危險性隨著初產年齡的推遲而逐漸增高，初產年齡在 35 歲以後者的危險性高於其他女性。

（6）食物。尤其是脂肪飲食，可以增加乳腺癌的危險性。

（7）體重增加。可能是絕經期後婦女發生乳腺癌的重要危險因素。

症狀

（1）乳腺內無痛性腫塊，增大較快，局部皮膚可凹陷或呈「橘皮樣」改變，可有乳頭抬高或內陷。

（2）乳頭溢液。多為血性或漿血性，溢液的同時伴有乳房腫塊、腋窩淋巴結腫大等症狀。

（3）乳房外形改變。乳房皮膚皺縮、固定和輪廓改變，出現「酒窩症」、「橘皮症」等。

（4）乳頭變化。乳頭不明原因的凹陷、回縮、變形或斜向一邊。

（5）疼痛。以刺痛或放射痛為主，約有 1/3 的病人早期可出現這一症狀，這種疼痛無規律性，不隨月經週期變化。

（6）皮膚改變。乳房的皮膚出現衛星結節，皮膚紅暈、水腫、潰瘍或糜爛，但不像乳腺炎那樣有全身症狀。

（7）腋窩淋巴結或鎖骨下淋巴結腫大。淋巴結可能集成團或呈啞鈴狀，壓之有輕度疼痛。

（8）患側上肢出現淋巴性水腫。

預防

（1）保持正常的體重。肥胖是誘發乳腺癌的重要因素，因此女性平時應少吃高脂肪、高熱量的食物，特別要少吃油炸食品。

（2）慎用激素類藥物。有些女性為了使乳房豐滿或延遲更年期而服用激素類藥物，結果導致了內分泌紊亂，這就增加了患乳腺癌的危險。

（3）保持良好的心情。憂鬱、緊張和生氣等情緒都會引起女性內分泌紊亂，從而增加其罹患乳腺癌的機率。因此，女性平時應保持樂觀放鬆的心情，並要戒菸限酒，少喝咖啡等刺激性飲品，以減少對乳房的刺激。

（4）順其自然地做母親。調查顯示，高齡未婚、高齡初產和孀居的女性患乳腺癌的比率明顯高於其他女性；雖生育但極少哺乳或從未哺乳的女性也容易因為乳房積乳，而大大增加患乳腺癌幾率。

（5）穿戴合適的乳罩。女性穿戴的乳罩一定要大小合適。乳罩過大或過小對乳房的發育和健康都不利。

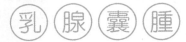

是一種良性腫瘤，常見於 50 歲左右婦女，多為乳房受暴力衝擊後，乳房的小血管破裂出血形成血腫，血液被吸收和破壞掉後形成的囊腫。患者感到乳房鈍痛和不適，腫塊用手觸及時與皮膚無粘連，質地較軟，有活動感，患者應及時去醫院檢查治療。

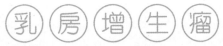

是一種良性腫瘤，多發於 30~45 歲的婦女。腫塊可見於一側或雙側乳房。患者在月經前一周感到乳房脹滿腫塊，腫塊外形不規則，大小不一，呈圓形或橢圓形，月經來潮後消失。增生瘤不會癌變，不必治療，一般在絕經期後自癒。

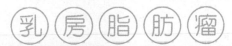

是一種良性腫瘤，多發生於中年婦女，呈單邊生長，生長較慢，腫塊為圓形或不規則分葉狀，邊緣清楚柔軟，治療以手術摘除為主。

乳 房 纖 維 腺 瘤

是一種良性腫瘤，多見於中年婦女。由乳腺和纖維結締組織異常增生而形成。患者一般無任何症狀，月經過後也不消失。腫塊好發於乳房外上部，表面光滑，質地堅硬，邊界清楚，無壓痛，有移動感，癌變機會較少。可在早期進行手術切除，預後良好。

產後乳房「常見疾病」的知識

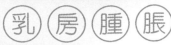

原因

由於激素的作用，大部分媽媽產後開始分泌乳汁，剛開始寶寶的胃口不大，吃得也少。乳汁容易存留在腺管裡，就會引起乳汁淤積，乳管出口不暢。乳汁不能排空是產生乳房腫脹的最大原因。

症狀

主要表現為乳房脹痛，局部有硬塊，觸摸有劇痛的感覺。

護理

（1）用冷毛巾輕敷乳房。發生乳房腫脹的時候，千萬不要揉擠、推壓乳房，以免感染。可適當用冷毛巾輕敷乳房以減輕腫脹帶來的疼痛。

（2）讓寶寶吮吸幫助排空乳房。防止乳汁淤積，最好的方法就是讓寶寶吸奶，因為寶寶吸吮的力氣非常大。越是能排空，就越能使乳汁分泌順暢。

（3）熱敷後將乳汁擠出。如果寶寶吸吮後，乳房腫脹的症狀還是不能減輕的話，可用熱毛巾外敷後，及時用手或吸奶器交替擠出多餘乳汁。

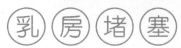

原因

過稠的乳汁堵住了乳管所致。也有可能是胸罩太緊，乳頭在胸罩的壓迫下，容易產生摩擦，造成乳管堵塞，引起奶水少或無奶的現象。

症狀

因為凝乳等原因而使乳管堵塞，使乳汁分泌不通暢。繼而會形成硬塊、紅腫。

護理

（1）想辦法排空乳汁。還是要定時哺乳，讓寶寶吮吸，直到乳汁通暢。如果還是不順暢的話，可用吸奶器或手按摩擠出，使乳汁儘量排空。同時多喝湯水之類食物，以預防乳汁過稠。

（2）選擇合適的內衣。一定要選擇專用的哺乳內衣，同時注意保持乳罩和乳房的乾淨，不要使用充滿香氣的肥皂和化妝水來清潔乳房。

（3）短期可以用一點回奶的藥。如果堵塞很厲害的話，可以使用一些溴隱亭之類的回奶藥，短時期內服用一下，以緩解乳汁淤積，但這必須在醫生的指導下使用，不可擅自服用。

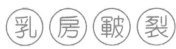

原因

主要是因為哺乳時寶寶含吮乳頭的姿勢不好，沒有很好地將乳暈含在嘴裡，或者餵完後將寶寶移開時不小心拉扯乳頭。

症狀

乳頭表皮破裂，餵奶時會有劇烈疼痛。

護理

（1）寶寶含吮乳頭的姿勢很關鍵。餵奶時，要讓寶寶將整個乳頭及大部分乳暈都含入小嘴中。如果一開始就覺得含吮不對的話，可以輕輕地打開寶寶的嘴巴，讓他重新含入，或者換另一側乳房餵奶。

（2）堅持餵奶，縮短每次餵奶的時間。不要因為乳頭皸裂而推遲餵奶的時間，每次餵奶短一些，餵奶次數多一些，對乳頭損傷會輕一些。如果實在痛得很厲害的話，可以暫時使用乳頭保護罩來哺乳。

（3）注意乳頭的清潔，保護好乳頭。在每次餵奶前，先用溫開水擦洗乳頭乳暈，防止細菌侵入乳房而發生感染。每次餵奶後空乾乳頭，在兩次餵奶期間儘量讓乳頭與空氣接觸，穿全棉Ｔ恤或胸罩。除此之外，每次餵好奶之後，可用乳汁塗一塗乳頭。

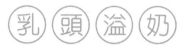

原因

如果媽媽乳汁充沛，使乳房脹滿而溢，都是正常的生理現象，乳汁外溢本身並不會影響健康。

症狀

乳汁會自行流出，甚至會有「噴奶」現象。

護理

（1）定時將乳汁排空。每次餵奶後儘量將兩側乳房排空，並控制水分的攝入，以減少乳汁分泌。如果寶寶吃奶較少，媽媽也應該定時擠出乳汁。

（2）保持乳房的清潔乾爽。乳汁營養豐富，人體體溫又很適宜細菌孳生，所以每次餵奶前後務必用溫水清洗乳房，平時用防溢乳墊保持乳房的清潔乾爽。

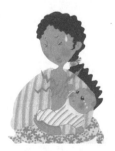

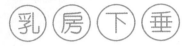

乳 房 下 垂

原因

懷孕和哺乳後乳房內的脂肪組織及乳腺組織皆會急劇增長，使得乳房明顯變大，當然此時乳房表面的皮膚也會被撐大。已被撐大的乳房皮膚經過了懷孕生子後，自然就鬆垮了下來。

症狀

生完寶寶後，乳房變大，皮膚鬆弛，而且出現下垂。

護理

（1）堅持戴胸罩。重量增加後的乳房會明顯下垂，所以從哺乳期開始，就要堅持戴胸罩。要選擇大小合適、有鋼托的款式，穿後整理一下，用雙手將乳房整個攏到胸罩內，使乳房看上去豐滿、挺拔。

（2）最好不要側著睡。睡覺的時候，儘量仰臥。側著睡容易壓迫到一個乳房，使其發育不平衡。

（3）做一些有利的擴胸運動。可以通過一些簡單的動作進行胸肌的鍛煉，如擴胸運動等，以運動來使肌肉活力化。

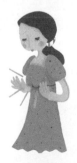

我會有乳腺癌嗎？
該怎樣對乳房進行檢查？

乳房檢查一般在月經來潮後的第 9~11 天，淋浴的時間也可以進行，因皮膚濕潤，更易發現問題，30 歲以上的女性最好定期進行自查。

乳房是成年女性的特徵之一，女性要按照以下 4 點經常自我檢查乳房。

一、壓

除了按壓乳房，亦需檢查有無腋下淋巴結腫大，最後再以大拇指和食指擠壓乳頭，注意有無異常分泌物。

二、觸

左手上提至頭部後側，用右手檢查左乳，以手指之指腹輕壓乳房，由乳頭開始做環狀順時針方向檢查，逐漸向外（約 3~4 圈）至全部乳房檢查完整為止，並用同樣方法檢查右邊乳房。

三、臥

平躺下來，右肩下放一枕頭，將右手彎曲置於頭下，重複「觸」之方法檢查乳房。

四、看

面對鏡子雙手下垂，仔細看乳房兩邊是否大小對稱，有無不正常突起，皮膚及乳頭是否有凹陷或濕疹。最後擠壓乳頭，注意有無液體流出，再用同樣的方法檢查兩側腋窩，注意有無腫大的淋巴結，這樣就完成了乳腺的自我檢查。

Test 02

如果想知道自己的胸部大小是否符合標準，現在不妨裸著身子站在鏡子前，好好端詳自己的胸部，到底屬於什麼樣的胸型呢？以下是針對東方女性的胸部所設計的計算標準公式。

$$胸圍（公分）\div 身高（公分）=胸型大小$$

瘦小型

≤ 4.9
為了修飾小巧的胸部，玲瓏小胸的女性可以嘗試一體成型的 T-shirt Bra，一體成型的胸罩已經雕塑出胸部的完美弧度，剛好可以襯托出胸型。

美觀型

0.5 ~ 0.55
所謂完美的胸部曲線，必須從鎖骨中間到左右兩側的胸部呈現正三角形（黃金三角點的乳房黃金曲線）。如果胸型以及胸部尺寸都很完美，可多嘗試選購 2/3 或 3/4 型的罩杯！

波霸型

≥0.55
波霸美女雖然是許多人羨慕、欣賞的焦點，但是在胸罩的選擇上，最好選擇無海綿襯墊但面料稍厚的全罩式的罩杯，這樣才能將胸部完全包裹起來不致使其下垂，看上去也不致很誇張！

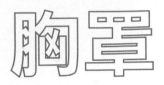

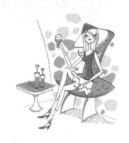

胸罩是 1920 年由法國人發明的，它的前身緊身衣（Corset）在 18 世紀時就已出現，當時婦女穿它以保持體態。但因穿緊身衣非常不舒服，逐漸演變成分上下兩件（束胸及束腹），再經過巴黎設計師們的巧藝，式樣愈來愈簡單，終演變成今日的胸罩和束褲。不過胸罩驚人的款式變化是近一二十年才有的。胸罩的英文是 Brassiere，口頭多簡稱為 BRA。

全罩胸罩

可以將全部的乳房包容於罩杯內，具有支撐與提升集中的效果，是最具功能形的罩杯。任何體型皆適合，適合乳房豐滿及肉質柔軟的人。

3/4 罩杯胸罩

3/4 罩杯是 4 款胸罩中，集中效果最好的款式，如果你想讓乳溝明顯的顯現出來，那一定要選擇 3/4 罩杯來凸顯乳房的曲線了。

1/2 罩杯胸罩

利於搭配服裝，此種胸罩通常可將肩帶取下，成為無肩帶內衣，適合露肩的衣服。

5/8 罩杯胸罩

與 3/4 罩杯非常相似，適合胸部小巧玲瓏的女孩，更顯豐滿。

教你認識胸罩的尺碼意義

胸圍與臀圍應該 3 個月測量一次，作為購買內衣褲的標準。

測量 1 根據自己的下胸圍，確定所要的標號。

70、75、80、85、90、95、100、105……你會發現它們都是 5 的整倍數，的確如此，且尺碼允許誤差為正負 2.5 公分，比如你的下胸圍為 77 公分，那你理所當然應戴 75 號的胸罩，如果恰好是 77.5 公分，那你只好 75 和 80 的都試嘍。

測量 2 確定胸罩的罩杯。

罩杯尺寸就是那些數字後的 **A**、**B**、**C**、**D**，胸圍差指的是用你量得的胸圍減去你的下胸圍的得數，允許誤差為正負 1.25 公分。如你的胸圍差數為 13 公分，那當然就是 B 罩杯。

下胸圍與胸圍之差 **AA**：7.5公分，**A**：10公分，**B**：12.5公分，**C**：15公分，**D**：17.5公分，**E**：20公分，**F**：22.5公分。

例 你的下胸圍量得為 79，那就是 80 號，你的胸圍量得為 92，兩數相減得13公分，那就是 B 罩杯，把二者放在一起，你應該戴的胸罩為 80B。

如果你的上圍是 87.5 公分，下圍是 75，上下胸圍之差距為 12.5 公分，那麼你的罩杯為 B，你應選擇 75B 的尺碼。

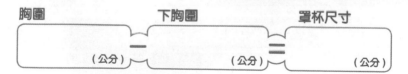

胸圍		下胸圍		罩杯尺寸
（公分）	－	（公分）	＝	（公分）

AA：7.5cm A：10cm B：12.5cm C：15cm D：17.5cm E：20cm F：22.5cm

該如何穿戴胸罩？

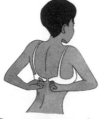

步驟 1 前傾 45 度

上半身向前傾斜 45 度（如果是直挺著站著穿內衣，很難將乳房全部放入罩杯中，最後形成錯誤穿戴方式，使乳房變形），手穿過肩帶，讓肩帶掛在肩上。

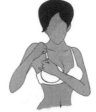

步驟 2 鉤上後扣，收納邊肉

保持前傾的姿勢，鉤上後扣，然後將乳房放入罩杯中。接下來將乳房底線的脂肪、餘肉往中間拖入，收攏集中，然後是腋下部分，最後為上邊，這樣才可使乳房呈現豐滿。

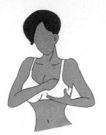

步驟 3 調整肩帶

抬頭挺胸，將肩帶調整到自己覺得最舒服的位置。普通體形的人肩帶應該在距離下方約 3 公分的位置。這是最能夠呈現自然曲線的地方。

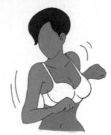

步驟 4 最後檢查

動動肩膀、抬手看看肩帶是否會脫落？乳房是否放在罩杯的正中央？胸罩中心點是否平順？腋下贅肉是否收納進罩杯？肩帶是否呈水平狀？

PART ⑤ 我的水嫩肌膚

有人說女人是水做的，男人是泥做的。

想必此人定是見了女人的皮膚才發此感慨。

每個女人都希望擁有像水般玲瓏剔透的皮膚，

因此，瞭解自己的皮膚，

保護和預防它們免受傷害，

是每個女人必做的功課。

皮膚的構造 斷面圖

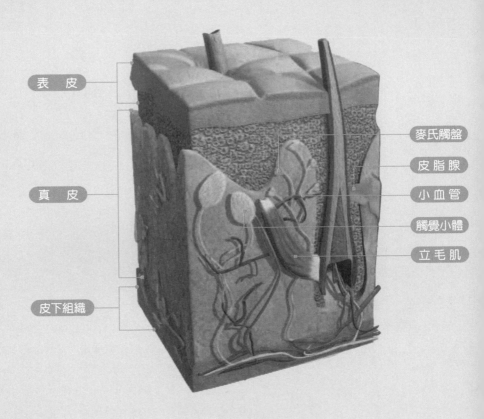

表　皮

麥氏觸盤

皮脂腺

小血管

觸覺小體

立毛肌

真　皮

皮下組織

　　我們的皮膚重4千克，它覆蓋著整個身體的表面，總面積約為2平
方公尺。皮膚可分為3個部分，最外層的稱為表皮，形成皮膚的表面
；中間層稱為真皮，包含毛根、血管、腺體和神經末梢；最底層為皮
下組織，由大量脂肪組織散布於疏鬆的結締組織中構成。

表皮的構造 |斷面圖|

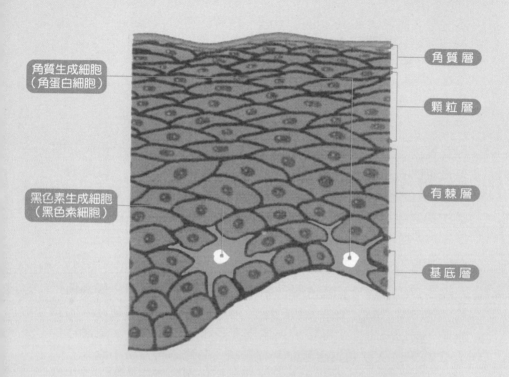

角質生成細胞
（角蛋白細胞）

黑色素生成細胞
（黑色素細胞）

角質層

顆粒層

有棘層

基底層

　　表皮是上皮組織，可分為基底層、有棘層、顆粒層和角質層。表皮的細胞由基底層製造生成，在改變形狀的同時，逐漸被向上推升，大約兩周左右達到顆粒層，隨即壞死。角質層是由壞死的細胞聚集而成，可保護身體免受外界的刺激，再過兩周後，會以汙垢或皮層的形式剝落。

皮膚

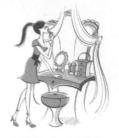

皮膚是人體最大和最重要的器官，總重量約占人體的 8%，皮膚内容納了人體約 1/3 的循環血液和約 1/4 的水分。皮膚是軟組織，柔韌而富於彈性，在一定的範圍內可以推動和伸展。皮膚的厚度以年齡、性別、部位的不同而各不相同。

表皮

表皮又稱為皮上組織，它與外界接觸最多，又是與化妝品關係最密切的部位，表皮雖然差不多只有普通紙那麼薄，最厚處也不過 0.2 公厘，但它們都是由表皮最深處的基底層發育而成，基底層由基底細胞和黑色素細胞組成，黑色素細胞產生黑色素，在基底細胞不斷地分裂下，皮膚才形成新陳代謝。

種子層

表皮的有棘層和基底層細胞具有分裂能力，從而又稱為種子層。種子層不斷分裂製造新細胞（這個過程多在夜間進行），新細胞一層層不斷向上堆積，到達皮膚表面形成角質層。這個過程大概需要 14 天。角質層無血管和神經，老化的角質會不斷死亡，積成汙垢脫落，又需 14 天左右，這就是皮膚的新陳代謝，產生新細胞。

皮脂膜

表皮的最上面還有一層弱酸性保護膜，它由皮脂、汗液和角質層的成分混合而成，因為有了它，我們的皮膚看上去才會光滑細膩。皮脂膜本身具有弱酸性，在 pH 值 4.5 ~ 6.5 的環境下能保護

表面皮膚，避免受到因細菌的繁殖或鹼性損害而引起的皮膚疾病。若皮膚保養不正確，用鹼性香皂或擦一些刺激性的藥物在臉上，就會破壞這層酸性保護膜，皮膚就會失去光澤，容易老化。

黑色素

美白，是許多人關心的時尚話題，各大公司大力研發美白類產品也足以證明這一點。而讓我們費盡心力如此抗拒的「元兇」就是皮膚裡的黑色素。黑色素是由我們表皮最深處的基底層發育而成的，它抵禦宇宙中各種射線（主要是紫外線）對人體的傷害。如果體內黑色素合成能力降低了，皮膚就會變得敏感，這就是很多歐洲國家的皮膚癌發病率要高於非洲黑人的原因。

膚色

皮膚的顏色因人而異，在同一個人身體的不同部位顏色也各不相同。皮膚的顏色取決於皮膚所含黑色素的多少和血流的快慢，被太陽曬黑後的皮膚內含黑色素較多，皮膚逐漸變黑；運動後因毛細血管擴張，血流加快，皮膚會發紅。

真皮

表皮下面的真皮層是決定皮膚彈性與韌性的關鍵所在。真皮內部的細胞很少，主要由植物纖維和結締組織構成。其中有膠原纖維、彈性纖維和網狀纖維等，它與皮膚的彈性、光澤、張力等有很重要的關係。皮膚的鬆弛、起皺等老化都

發生在真皮層之中。25 歲以後，真皮層中的膠原蛋白和彈力纖維會逐漸流失，人體的自然合成趕不上流失的速度，所以皮膚逐漸失去彈性，表現出衰老的症狀。真皮層的新陳代謝非常緩慢，自我修復能力也很差，如果真皮層受到損壞，就很難復原了。所以，我們要對真皮層好好保護，預防可能到來的「皮膚危機」。

膠原蛋白

膠原蛋白對於皮膚的重要作用顯而易見，皮膚健康的兩大關鍵——抗皺與保濕都與膠原蛋白有關。皮膚的生長、修復和營養都離不開膠原蛋白。它使細胞變得豐滿，從而使肌膚充盈，保持皮膚彈性與潤澤，維持皮膚細膩光滑。膠原蛋白的流失對皮膚造成影響最大的就是眼部和頸部這兩個部位。由於眼部皮膚較薄，防禦外界環境傷害的能力也較差，再加上人們面部表情豐富，眼部最易生出皺紋、眼袋和黑眼圈。

皮下組織

皮下組織在真皮下，有大量脂肪組織散布於疏鬆的結締組織中。其間有纖維、細胞、結締組織、脂肪組織、血管、神經、皮膚附屬器等，為表皮提供營養。使皮膚具有一定的韌性和彈性，能保濕、緩衝壓力。

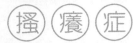

瘙癢症是神經功能障礙性皮膚病，以瘙癢為主要症狀，中醫稱「癢風」。臨床上只有皮膚瘙癢而無原發皮膚損害，但常因搔抓而產生各種繼發性皮膚病。瘙癢症一般有全身性瘙癢和局限性瘙癢之分。可由很多正常的刺激，如觸、摸、溫度變化及精神緊張而引起。化學的、機械的、物理的刺激均可誘發本病。研究表現，瘙癢的發生基本上是由化學物質如組胺、激肽和蛋白酶的釋放而引起，其中蛋白酶起著主要的化學介質的作用。中醫則認為是外受風邪、郁於肌膚、不得外泄所致。

濕疹是一種常見的過敏性、瘙癢性皮膚病，其發病率約占皮膚病的 1/4。病因不明，一般認為過敏性體質，外在物理、化學性刺激以及精神因素都可能與本病發生有關。濕疹一般可分急性和慢性濕疹兩大類。急性濕疹好發於暴露部位，如面部、耳、手、足、前臂、小腿等，常是對稱性和局限性。慢性濕疹好發於面部、耳後、外陰、小腿等處，是由急性濕疹演變而來。瘙癢明顯，病程反復多發作，長達數月甚至數年。

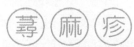

蕁麻疹俗稱風疹塊，是皮膚黏膜過敏性疾病，其特徵是具有劇癢的一過性局限性水腫性風團樣發疹。病因複雜，可由各種內源性或外源性的複雜因素引起，主要因風寒或風熱相搏於肌膚，亦可因食用某些蛋白質類食品（魚、蝦、蟹、牛奶），藥物（青黴素、安乃近、痢特靈等），腸內感染寄生蟲、病毒、細菌，吸入花粉、真菌孢子、羽毛或其他致病因素引起。好發

於面部、頸部、軀幹及四肢。主要症狀是皮膚忽然瘙癢，患處迅速出現風團，可由米粒至掌大，常見者為指甲至五分硬幣大小，略高出於周圍皮膚。本病特點是一日可發作數次，發生很快，消失也快，消退後不留任何痕跡。急性者發作數日可自行停止，慢性者可終年不癒，皮疹數逐漸減少。

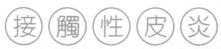

接觸性皮炎是由於皮膚或黏膜接觸某種物質後，在接觸部位發生的一種急性皮炎。中醫稱「漆瘡」、「膏藥風」，是因外受辛熱之毒，或接觸某種物質，內部稟性不符，皮膚腠理不密，導致毒熱蘊於肌膚而發病。本病病因複雜，皮損可呈紅斑、丘疹、水皰、糜爛、滲出等多種表現，一般是急性發作，主要是見於暴露部位。皮炎範圍一般限於被刺激部位，邊界清楚。

癬是一種最常見的皮膚病，是由真菌侵犯人體表皮、毛髮和指（趾）甲的淺部而致，常見的有頭癬、手足癬、甲癬、體癬、股癬和花斑癬。體癬也稱金錢癬或圓癬，是人體除頭皮、鬍鬚、腹股溝等處，發生在其他平滑皮膚的癬菌感染。體癬主要由紅色毛癬菌、石膏樣毛癬菌、絮狀表皮癬菌、斷發毛癬菌、大腦毛癬菌所致，病程一般 2～3 周，皮損消失後也要繼續擦藥一段時間，目的是鞏固療程，防止復發。股癬是發生於腹股溝、會陰和肛周的皮膚癬菌病，由紅色毛癬菌，石膏樣毛癬菌、絮狀表皮癬菌所致的皮膚淺部感染。疾病與氣候有關，夏季溫暖潮濕地區多見，在冬季可自行緩解或完全消失。患者主要為

男性，女性少見。此病還會對毛巾、衣服、共同浴盆等而發生局部性流行。足癬是發生於趾縫、足側、足底和足跟的皮膚癬菌病，主要是紅色毛癬菌、石膏樣毛癬菌和絮狀表皮癬菌，臨床上可分為水皰型、鱗屑型、浸漬糜爛型和濕疹型 4 種類型。手癬是發生於手掌面的真菌病，多由紅色癬菌引起，大多數先有足癬，用手摳腳是主要的傳染途徑，多發於手掌部，特別是手心、拇指掌側肌肉豐厚處。

又名尋常痤瘡，俗稱「粉刺」，是青年男女常患的一種毛囊皮脂腺慢性炎症性皮膚疾病。在顏面、胸背部等皮脂腺分泌旺盛的部位容易發生。痤瘡的出現與性內分泌有明顯關係，青春期性腺活動性強，痤瘡就開始發生。此外，食物的攝入會促使痤瘡的發生，甚至使病情加重。

痱子是皮膚上汗腺開口部（汗毛眼）的輕度炎症。在夏季或濕熱環境下，人體大量出汗，如果再穿著厚衣或皮膚上堆積有許多灰塵，使汗腺的排泄和汗液的蒸發受到阻礙，就會出現痱子，常見於頸、肘窩、胸背和小兒的頭面部等處。初起皮膚發紅，繼而出現針頭大小的丘疹及丘皰疹，周圍有輕度紅暈。

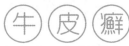

牛皮癬又名銀屑病，是皮膚科的常見病。牛皮癬的皮損多呈現對稱性，主要分布在頭皮及四肢外側，尤其是肘、膝部。其病因比較複雜，與感染、免疫異常、精神創傷、外傷、遺傳等都有一定的關係。

凍瘡是人體受寒冷侵襲，引起局部血脈凝滯，皮膚肌肉損傷的疾病。發病的原因主要為寒冷外襲，冷而氣血凝滯所致；或元氣虛弱，即平時氣血虛弱，缺乏鍛煉，耐寒性差，久坐少動所致。凍瘡多發於手足、耳鼻、面部等暴露部位，以嚴冬在戶外工作者多見。

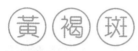

黃褐斑發生於面部的一種色素沉著性皮膚病，也稱肝斑。是由黑色細胞分泌亢進致黑色素大量沉積於表皮細胞內而引起。婦女懷孕、月經失調、盆腔疾病、內服避孕藥、某些消耗性疾病（如結核、癌瘤、慢性酒精中毒等），肝火偏旺時都可發生。

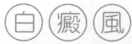

白癜風是一種局限性或泛發性皮膚色素脫失症，同時也是一種影響美容的常見皮膚病。該病為皮損色素完全脫失，呈瓷白色斑，白斑大小形態不一，境界清楚，邊緣有色素沉著增加，無自覺症狀，暴曬後易出現紅斑，甚至水皰，自覺有灼痛、炎症後，白斑可比原發範圍大，白斑常對稱或單側分布，甚至如帶狀沿神經分布。本病可通過補充各種維生素，補充合成黑色素的原料進行全身治療，對進展期、泛發性的類型可加用少量強的松。另外對局部可採用外用升汞酒精、蒽林酊、皮質類固醇激素等。

Q 更年期時皮膚會變成什麼樣？
該如何保養？

A 隨著年齡的增長，卵巢功能的衰退，雌激素的缺乏，女性的皮膚會出現乾燥、缺乏彈性，時有瘙癢，特別是暴露處如面、頸、手、口周圍與兩眼外角的皺紋非常明顯。

　　由於更年期女性的皮膚水分減少，如青年人體液為人體總重量的 60%，而到老年時只有 40%，因而皮膚更易乾燥。皮膚原有的汗腺到更年期後也逐漸萎縮，影響了皮膚的濕度。皮脂腺的分泌減少，也使皮膚失去滋潤，更重要的是隨著更年期後年齡的增長，皮膚血管收縮，對皮膚各種營養物質的供應均與青年時相差甚遠。

　　但是，我們可以使用一些方法來延緩皮膚的衰老或改善皮膚老化的現象。

（1）要生活規律，精神愉快，多食高蛋白及高維生素的食物，少食膽固醇高的食品。每日要注意適當地進行戶外活動及身體鍛煉，以保持皮膚健康。

（2）每天還可按照皮膚血管走向進行自我按摩，特別是面頸部皮膚，可防止皮膚彈性減低、眼瞼下垂、皺紋增多以及頸部皮膚鬆弛。

（3）由於皮膚乾燥，洗澡時可用 41~ 42°C溫水，選用鹼性小或中性肥皂，冬季面部應塗擦一些甘油水等保護性油膏。

（4）

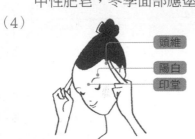

按摩頭維、陽白、印堂 3 個穴位對治療額部皺紋都很有效。

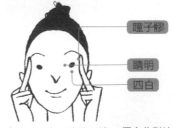

按摩睛明、四白、瞳子髎這 3 個穴位對治療眼睛周圍出現的皺紋也很有效。

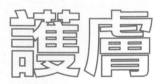

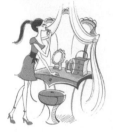

隨著年齡增加，皮膚細胞的生命週期也愈來愈短，再加上皮膚乾燥、陽光照射、年齡及營養等原因皮膚會變的粗糙、暗沉，最後形成愈來愈多的皺紋。因此，我們應該事先做好預防措施，這樣就可以減少皺紋的發展速度。

油脂保濕——防止水分蒸發

這類護膚品效果最好的是礦脂，俗稱的凡士林。礦脂不會被皮膚吸收，會在皮膚上形成保濕屏障，使皮膚的水分不易蒸發散失，也保護皮膚不受外物侵入。由於它不溶於水，可長久附著在皮膚上，因此有較好的保濕效果。但缺點是過於油膩，只適合極乾的皮膚或極乾燥的冬天使用。對於偏油性皮膚的年輕人則不適合，會阻塞毛孔而引起粉刺和座瘡等。

除了礦脂之外，還有高黏度白蠟油，各種三酸甘油脂及各種酯類油脂。含有抗蒸發保濕劑的護膚品，基本都含有這些成分，適合極乾性皮膚以及在晚間使用的晚霜和營養霜。

吸濕保濕——吸收外界水分

這類護膚品最典型的就是多元醇類，使用歷史最久的如甘油、山梨糖、丙二醇、聚乙二醇等就是這類物質。多元醇類具有向周圍環境吸取水分的功能，因此在相對濕度高的條件下，對皮膚的保濕效果很好。但是在相對濕度很低，寒冷乾燥、多風的氣候，不但對皮膚沒有好處，反而會從皮膚內層吸取水分，而使皮膚更乾燥，影響皮膚的正常功能。很多護膚保養品如化妝水、乳液、面霜等護膚品中都或多或少含有這類成分，可以幫助產品保持水分，使其水分不至於快速散失。含這類成分的保濕護膚品，適合在相對濕度高的夏季、春末、秋初季節以及南方地區使用，尤其不適合北方的秋冬季。

水分保濕——結合水分子

這類護膚品的成分以膠原質、彈力素、玻尿酸為代表。這類護膚品屬於親水性的，具有與水相溶的功能。它會形成一個網狀結構，將自由自在地游離水束縛住，使之結合在自己的網內，使自由水變成結合水而不易蒸發散失，達到保濕效果。它不會從空氣或周圍環境吸取水分，也不會阻塞毛孔，親水而不油膩，使用起來很清爽，這是屬於比較高級的保濕成分，適合各類膚質、各種氣候，白天、晚上都可以使用的護膚品。

修復保濕——保護角質細胞

乾燥的皮膚無論用何種保濕護膚品，其效果總是短暫有限的，只有提高皮膚本身的保護功能才能達到最理想的效果。

維生素 E 可聚集在皮膚的角質層，幫助皮膚角質層修復其防水屏障，阻止皮膚內及角質層水分蒸發散失。維生素 E 在擦後 6~24 小時內被吸收到皮膚的真皮層，並保護皮膚的細胞膜。維生素 A 是調節皮膚細胞成長及活動的重要成分，它可以使皮膚增加彈性並幫助表皮和真皮增加厚度。維生素 B_5 也就是泛醇，可促進纖維母細胞的再生，幫助組織的修復。維生素 C 可促進膠原質的合成，使皮膚更飽滿，防止皺紋的形成。果酸可去除皮膚最外層失去保濕功能的角質層，讓新生的角質細胞自然發揮保濕功能，提高皮膚的滋潤度，是一種修復保濕劑。

春季護膚法則

春天溫暖多風，皮脂腺和汗腺分泌增多，這時正是護膚的好季節。春天也是細菌和病毒容易大量繁殖和傳播的季節，容易誘發傳染性疾病及皮膚疾患。同時，春暖花開，鮮花中的花粉容易致使一些皮膚敏感的人產生過敏反應，出現皮炎、濕疹等，易引起過敏性皮炎、麻疹和粉刺的發生。因此，易患粉刺的青年人在春天中應儘量保持精神舒暢和大便通暢，戒菸忌酒，注意面部清潔，用洗面乳洗臉去汙，以清除堵塞毛孔的垢漬。

　　春天要注意皮膚的清潔，每日至少要洗臉 3 次，選用刺激性較小及香料含量少的香皂，用溫水徹底清洗。洗臉後可使用有殺菌作用的護膚品。此外，常沐浴對皮膚的保養也十分有利，入浴時要徹底清洗膝蓋與肘部等關節，浴後按摩臉部及四肢，可令皮膚潤滑。

夏季護膚法則

　　夏季，皮膚容易失去平衡，往往中性的皮膚，都會變成油性或乾性。因此要注意調整自己的美容護膚品，以使自己的皮膚得到最佳的保護。

　　一般夏日的紫外線對皮膚構成的威脅最大。它會使皮膚角化失去彈性，造成早衰，還能引起黃褐斑和日光性皮炎的發生。外出時，最好戴帽撐傘，同時臉上或暴露部位塗些防曬劑，能有效地抵禦紫外線對皮膚的傷害。夏季在清潔皮膚上，還可以適量地撲些爽身粉或痱子粉，它們都具有涼爽、止汗、止癢的作用。

秋季護膚法則

　　由於秋天溫差大，忽冷忽熱的天氣使皮膚抵抗力下降，易遭細菌感染，因此，秋季護膚，首先要著重潔膚。首選用殺菌力強、清潔效果好、弱酸性的防曬洗面乳。其次，要兼顧早晚溫差，白天應使用夏季清爽防曬的保養品，晚上應選用滋潤保濕護膚品。因秋天氣溫乾燥，皮脂腺的油脂分泌減少，水分蒸發較快，臉部易出現緊繃的感覺，所以在秋季要重視肌膚角質層的保濕護理，不使用含酒精的化妝水、保濕乳。

冬季護膚法則

　　冬天氣溫低、濕度小，皮膚會因汗腺、皮膚腺分泌的減少和失去較多的水分而變緊發乾。因此，外出前，應在外露的皮膚上塗些油性潤膚膏，尤其在嘴唇部位使用護唇膏。減少用熱水洗臉的次數，少用脫脂性強的洗滌用品洗臉。經常按摩面部皮膚，以促進血液循環，每週可使用 1~2 次面膜。

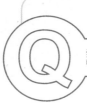

Q 護膚品使用的正確順序是什麼？

 卸妝油→洗面乳→化妝水→精華液→眼霜→保濕霜→隔離霜→防曬乳→粉底液→粉餅→蜜粉

記住一個原則：分子越小越先用。如水、精華液、乳液、潤膚霜、膏狀護膚品等，然後才是油狀類。

另外，質地越清爽、越稀越先用。因為越是濃稠的產品，其滋潤度越高，會在肌膚外層形成一層保護膜。如果你先使用滋潤性高的面霜，它在肌膚表層形成了一層保護膜，小分子的精華液便無法滲透進肌膚發揮作用。精華液的細小分子若能達到肌膚的底層，所攜帶的養分可高達 88%；而油類的大分子產品，大多在肌膚表面發揮作用，所攜帶的養分只有 6% 左右。

還有一個原則是洗臉的先用，護養品後用。

而一些具有療效的，像含有維生素 A、維生素 C 或治療痘疤成分的美容品，也要先進入肌膚裡層做治療，所以也得先用。此外，有沒有依照產品說明使用，也是關鍵之一。比如說，在夜晚使用的產品，可能對光線敏感，在白天使用會被氧化而失效。

白天 溫和洗面乳→水→精華液→眼霜→乳液→防曬乳→隔離霜→彩妝

晚上 和白天不一樣的洗面乳→水→精華液→眼霜→乳霜或乳液

Test 03

膚質類型測試表

為什麼有些人容易有細紋？有些人容易長痘痘？還有些人的臉卻是「晶瑩剔透」？其實這跟膚質有很大的關係，下面的測試可以讓你認識自己的膚質，選用合適的保養品。

☐ 1. 洗完臉後肌膚的狀態如何？

A. 很快又再出油

B. T 字部位容易出油

C. 無特別不適感

D. 有點緊繃感

E. 緊繃，有時還有乾、癢的情形

☐ 2. 平時兩頰的狀況？

A. 看起來油亮

B. 稍微乾燥

C. 看起來還好，沒什麼問題

D. 局部微血管擴張、皮膚較薄

E. 乾燥、暗沉，有時還會脫皮

☐ 3. 臉部肌膚摸起來感覺如何？

A. 摸起來粗糙不平滑

B. T 字部位粗糙，兩頰乾燥

C. 滋潤有光澤

D. 皮膚薄、脫皮且粗糙

E. 表面沒有光澤

☐ 4. 平時的肌膚狀態如何？

A. 毛孔粗大油膩

B. T 字部位毛孔較大，兩頰幾乎看不到毛孔

C. 油分、水分均衡適中

D. 油脂分泌量少，易有紅、癢情形

E. 毛孔細小

☐ 5. 臉上出現何種問題？

A. 長痘子、粉刺

B. 兩頰與眼角易長斑或細紋

C. 沒什麼斑點或細紋，膚色紅潤

D. 容易過敏、紅腫

E. 全臉乾燥、暗沉，並容易有黑斑、細紋或脫皮

綜合評價你的膚質

評分方法

A為5分；B為4分；C為3分；D為2分；E為1分。

加上5題所有得分即為總分。

結果　　　　　　　　分

油性膚質

≥23

以清潔、控油、補水為主。應選用具有控油作用的潔面用品，用平衡水、控油露之類的護膚品調節油脂分泌。使用清爽配方的爽膚水、潤膚露等做日常護養品，鎖水保濕。不偏食油膩食物，多吃蔬菜、水果和含維生素B的食物，養成規律的生活習慣。

混合性膚質

8～22

以控制T型區（額頭、鼻子、下巴）分泌過多的油脂為主，收縮毛孔，並滋潤乾燥部位。選用性質較溫和的潔面用品，定期深層清潔T型部位，使用收縮水幫助收細毛孔。選用清爽配方的潤膚露（霜）、面膜等進行日常護養，注意保持肌膚水分平衡。要特別注意乾燥部位的保養，如眼角等部位要加強護養，防止出現細紋。

乾性膚質

≤7

以補水、營養為主，防止肌膚乾燥、脫皮或皲裂。應選用性質溫和的洗面乳，如滋潤型的營養水、乳液、面膜等。每天堅持做面部按摩，改善血液循環，注意飲食營養的平衡（脂肪可稍多一些）。冬季室內宜使用加濕器，並避免皮膚受到風吹或過度日曬。

黑斑

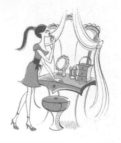

皮膚的顏色是由皮膚表皮層色素顆粒的數量及大小決定的。構成皮膚顏色的成分有角質層、基底層的黑色素，少數的葉紅素等，其中又以黑色素最為重要，容易因日光照射引起病變。並且黑色素的量決定了皮膚的顏色，皮膚的黑色素愈多，膚色就愈深。

皮膚的抵抗能力

皮膚對日光的抵抗能力也因黑色素的多少而異，膚色愈白，黑色素愈少，愈招架不住日光的攻擊，當然很容易就出現黑斑與皺紋。不過，深色皮膚暴曬時間久了，也是可能會被曬傷的。

紫外線

影響膚色的黑色素細胞位於表皮與真皮之間的基底層，當皮膚中的黑素細胞受到紫外線照射時，就會加速製造酪氨酸酶，刺激黑素細胞分泌黑色素。當受到大量紫外線照射或新陳代謝不佳時，過量的黑色素就會逐漸堆積到真皮無法順利排出，就會使膚色變黑，造成黑斑。

維生素 C 與維生素 E

可從身體內部著手對面部斑點進行預防，可多食用含維生素 C 和維生素 E 的蔬果，大量的維生素可使顏色較深的氧化型色素漸漸還原到淺色甚至無色狀態。富含維生素 C 的食物有：荔枝、龍眼、核桃、西瓜、蜂蜜、梨、大棗、韭菜、菠菜、橘子、蘿蔔、蓮藕、冬瓜、番茄、大蔥、柿子、絲瓜、香蕉、芹菜、黃瓜等。富含維生素 E 的食物有：高麗菜、胡蘿蔔、茄子、菜籽油、葵花籽油、雞肝等。

高感光蔬菜

注意飲食的搭配，含高感光物質的蔬萊，如芹菜、胡蘿蔔、香菜等，最好在晚餐食用，食用後不宜在強光下活動，以避免黑色素的沉著。

瓜果皮貼面美容

這種「妙法」並不科學，因為果皮中所含的果酸和色素成分很重，它會使皮膚變得更黑。正確的使用方法是使用果肉、瓜肉，並且要根據不同性質的皮膚，選用不同的瓜果。台灣女性一貫以女性皮膚白嫩為美，可選用冬瓜的白肉，千萬不能見果皮就貼。

經期中的保養

面部斑點多的女性，特別要注意經期中的保養。在這段時期多吃些有助於排出子宮內淤血的食物，幫助子宮的機能運轉正常，這樣能增加血液，不會給肝臟增加負擔、皮膚也不會出現斑點。

充足的睡眠

美人是靠睡出來的！勞累會導致皮膚緊張疲倦，血液偏酸，新陳代謝減緩，那時皮膚將無法取得充足的養分，另外角質層也會因缺乏水分而使皮膚黯然無光。

黑斑自我檢測

如上述情況與你的情況不符合，
請盡快到醫院進行全面檢查。

臉上的斑是藍黑色的大片斑 → 是 → **可能的問題：** 太田痣（見154頁）→ 是 → **對策：** 雷射

否 ↓

黑斑分布在兩頰顴骨部位並呈對稱分布 → 是 → **可能的問題：** 顴痣（見154頁）→ 是 → **對策：** 雷射

否 ↓

小時候就出現黑斑呈小點分布，大小約1~2毫米 → 否 → 斑呈片狀，且是牛奶咖啡的顏色 → 否 → 臉上的黑斑是受傷後才出現的，且模樣是網狀 → 否 →

↓ 是 　　　　↓ 是 　　　　↓ 是

可能的問題： 雀斑（見155頁）

可能的問題： 咖啡牛奶斑（見154頁）

可能的問題： 發炎後色素沉著（見155頁）

↓ 是 　　　　↓ 是 　　　　↓ 是

對策： 脈衝式電泳術、離子導入、超音波導入或雷射

對策： 雷射

對策： 離子導入、脈衝式電泳術、果酸換膚

黑斑是指甲大小的片狀，出現的時候是在50歲以後 ——是—→ **可能的問題：** 老年斑 （見155頁） ——是—→ **對策：** 雷射或果酸換膚

否

在懷孕時雙頰出現整片黑斑 ——是—→ **可能的問題：** 黃褐斑 （見154頁） ——是—→ **對策：** 內外用藥物、離子導入、脈衝式電泳術或超音波導入

否

平時沒有做好防曬工作（年齡在三四十歲以後） ——是—→ **可能的問題：** 曬斑 （見155頁） ——是—→ **對策：** 藥物治療或用離子導入、脈衝式電泳術、超聲波導入、雷射治療

否

無法確知是何種黑斑，可能是塗抹了不當保養品或敷了不當的自製面膜，也可能是因吃藥引起或是某些疾病的前兆，建議趕緊請皮膚科醫生診治

黑斑「常見問題」的知識

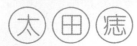

也叫太田母斑,是先天性的,從嬰兒出生前可見到臉上有一大片黑藍色的斑。這是因為胚胎在發育時黑色素跑錯地方,在臉部的真皮層大量增生所致。也由於它是活的黑素細胞生長在真皮層,所以抹美白產品很難有效果。

也可稱為顴骨母斑,好發於兩側顴骨處,形成黑色斑點。是由於真皮層的黑素細胞增生所形成,病理上和太田痣類似。因此用藥膏及口服藥物很難祛除。

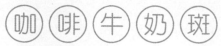

小孩出生時會出現一些似咖啡牛奶顏色的斑塊,色澤從淡棕到深棕色不等,但每一片顏色相同且十分均勻,深淺不受日曬影響,另外,牛奶咖啡斑也是病兆的一種,有神經纖維瘤增多症或結節硬化症患者,通常都會伴有咖啡牛奶斑的出現,但是並不表示有咖啡牛奶斑一定會有神經纖維瘤增多症。

神經纖維瘤增多症除了有咖啡牛奶斑之外,身體也會出現小而軟的神經纖維瘤,嚴重時會導致小腦病變。結節硬化症則會同時出現脫色素母斑及咖啡牛奶斑,就是身體上會同時有黑色斑也有白色斑點。

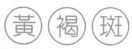

又稱為肝斑,這是因為斑點顏色像肝一般的褐色,但並非因肝疾病導致的斑點。多半婦女會在懷孕時出現孕斑,但是產後黑色素刺激素減退後,身上的黃褐斑會減退,但是臉部卻不會跟著消失,就會產生惱人的黃褐斑。

　　由於黑色素位置可能在表皮、真皮或兩者都有，所以治療方式也不同。表皮型可以用藥改善，但真皮型或混合型則需靠雷射治療來祛除。另外，黃褐斑形成原因可能與日曬、體質、內分泌有關，所以每個人的治療效果不一。

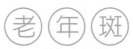

　　又名脂漏性角化症，雖名為老年斑，卻非老年人的專利，任何年齡的男女都可能會有老年斑。不過，多半在成年後才出現，常在臉上、手背上及小腿出現，與日曬有關。老年斑通常會慢慢凸起，並隨著年紀增加而愈凸出或面積愈擴大。老年斑合併色素增生，是皮膚角化及表皮層增加所致。

　　就是臉上有一些小米粒大小的黑色小斑點，是位於真皮層與表皮交界處的黑色素增多，通常其形成與體質有關係，所以多在兒童時期出現。經長期日曬後，不僅顏色加深，數目也會增多。

　　是表皮的基底層黑素細胞產生更多的黑色素，與長期暴曬有關，多出現在臉部及手臂外側。

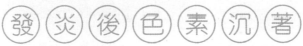

　　皮膚發炎後所產生的色素沉著，使傷口變黑，稱為發炎後色素沉著，例如青春痘癒合後留下的黑色痕跡。皮膚愈黑的人愈容易產生，此種激素沉著大部分會在幾個月內消失。有些人通過冷凍或雷射治療後也可能發生這種變黑現象。若發炎後產生色素沉著，要注意防曬及避免刺激。

痤瘡

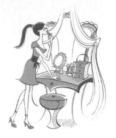

痤瘡，俗稱青春痘、粉刺、暗瘡，中醫古代稱面瘡，酒刺。是一種發生於毛囊皮脂腺的慢性皮膚病，多發於頭面部、頸部、前胸後背等皮脂腺豐富的部位，也是皮膚科常見病多發病。據學者們統計，在青春期男性有 95%，女性有 85% 患過不同程度的痤瘡，所以大家稱其為「青春痘」是很貼切的。

痘痘的秘密

長青春痘最主要的原因就是體質，皮脂腺分泌油脂過多，心情不愉快，工作壓力大，失眠、睡得不安穩，飲食習慣，內分泌失調，微量元素的缺乏，感染等都會引發青春痘。生病，小如感冒，大至住院開刀，都可能使青春痘更加嚴重。也有許多女性患者到月經來之前及月經期間都會長得更嚴重。還有些藥物，如治療免疫性疾病的類固醇、抗甲狀腺藥及減輕子宮內膜異位症的荷爾蒙，都可能使人長更多的青春痘。

危險三角

美容中經常提到的「T 形區域」是指額頭與鼻樑組成的部分，它的很大一部分區域就在危險三角區內，這部分皮膚由於皮脂腺的分布原因，分泌油脂比較多，容易阻塞毛孔，易形成粉刺、青春痘等。危險三角區的膿點、癤子、青春痘等，切忌抓、擠、揉、捏或挑刺等。所以危險三角區發生感染時，如果處理不當，就容易在面前靜脈內形成血栓，影響正常的靜脈血流向，並可經眶上逆流至顱內海綿竇，將面部炎症帶到顱內，產生嚴重併發症，如眼瞼水腫、結喉淤血，甚至還可能發生敗血症、毒血症等嚴重病變。

常吃蔬菜

　　常吃蔬菜是一個杜絕青春痘的好方法，因為胡蘿蔔、菠菜等具有可以增強對細菌的抵抗力的功效，而青椒、花菜則有抗菌效果，此外，均衡的飲食，有助於身體的健康，也能減少青春痘的發生率！

少吃甜點

　　相信蛋糕、甜點等此一類的食品，是許多人無法抗拒的，但是喜歡吃甜食可是造成長青春痘的一項因素，因為糖分多的蛋糕及碳水化合物多的點心最容易造成青春痘，另外，花生等果仁類也應儘量少吃，愛美的少男少女們最好對這些食物敬而遠之！

痤瘡不止長在臉上

　　痤瘡發生的部位與皮脂腺毛囊分布的位置和密度有很大的關係，一個人身上皮脂腺毛囊分布最為密集且分泌最旺盛的部位就是臉部，所以痤瘡大部分都發生在臉部，但是背部、胸部、臀部甚至兩側的上臂，都有皮脂毛囊存在，只是密度較為稀疏，隨著個人先天體質的差異，這些部位也可能會發生痤瘡。

最好不化妝

　　化妝品中某些化學物質如含羊毛脂和植物油者塗於皮膚表面會加重毛囊口堵塞，促進粉刺形成，常表現為閉合性粉刺。痤瘡患者最好不化妝，如果化妝，應選用水溶性乳霜，塗抹應避開皮損，勿選用含酒精成分的收縮水，以免刺激皮膚。

如何用按摩來治療面部的痤瘡？

治療痤瘡有效的穴位是面部的太陽、顴髎、下關、頰車等穴。但是有炎症（如化膿）時，要避免按摩糊刺激局部的穴位。可刺激大椎、合谷、曲池、委中等穴。

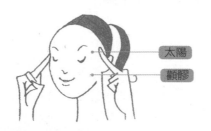

太陽穴和顴髎穴都用於治療痤瘡。用中指以稍柔的力揉動。

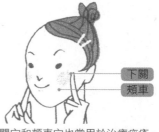

下關穴和頰車穴也常用於治療痤瘡。用中指以稍柔的力揉動。

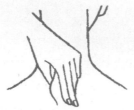

大椎穴在第七頸椎棘突下。用拇指和食指拿捏。

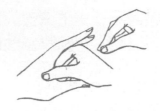

合谷穴在手背第一、二掌骨之間，在第二掌骨中點處，用另一隻手的拇指和食指拿捏，再猛地放開。

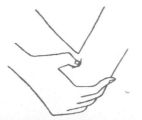

曲池穴在曲肘，當肘橫紋外端凹陷中。用拇指以強力持續按壓 2~3 分鐘，再用手掌輕擦。

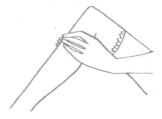

委中穴在膕窩橫紋中央。用兩手拇指以稍強的力按壓，再猛地放開，重複幾次。

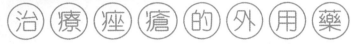

治療痤瘡的外用藥

維 A 酸

目前市面上可用於痤瘡治療的維 A 酸類藥物主要有 3 種。

（1）0.025% 迪維霜。屬第一代維 A 酸，可用於中性皮膚或混合性皮膚，對消除粉刺具有較好的療效，部分患者在使用過程中可能出現輕度的脫屑，一般宜在晚間使用。

（2）0.1% 達芙文凝膠。為第三代維 A 酸，可用於混合性皮膚，油性皮膚，不僅可消除粉刺，還有較好的抗炎作用。該藥滲透性好，藥物易在毛囊皮脂腺內蓄積，部分患者開始使用時，可出現刺激反應，繼續用藥可消失，若反應較重者，可停藥 1~2 天後再用。宜在睡前使用。

（3）0.05% 他紮羅汀凝膠。為最新合成的維 A 酸類受體選擇性藥物，具有消除粉刺和抗炎作用。適用於油性皮膚或用其他維 A 酸類藥物效果不明顯者。

　　使用維 A 酸藥物一般濃度由低至高，量由少到適中，面積由小到大，當皮膚耐受良好後，全面部塗擦，如果胸背部也有皮疹，也要全面塗擦。由於維 A 酸類藥物具有輕度的表皮剝脫的作用，可以祛除一些陳舊的角質層。一般外用一周內，會出現皮膚刺激症狀，如發紅、脫屑、乾燥，對熱或刺激性強的藥物、化妝品等出現刺激反應。建議在用維 A 酸類藥物同時，避免過熱刺激，用冷水洗臉，白天可以用單純溫和的護膚品或保濕護膚霜如維生素 E 霜等以減輕刺激反應。出現輕微反應時，一般不用停藥，可繼續使用，皮膚刺激症狀會消失，如果出現較重的刺激反應，可以間隔使用；反應過重者，停藥 2~3 天後，再從小劑量開始使用。部分患者在搽藥的 1~2 周，皮疹會有一過性的增多甚至加重，如原有的丘疹、膿皰會變大，膿皰增多，這也是維 A 酸產生效用前反應，2 周左右會自行好轉。

外用藥物雖然經皮吸收量少，但仍會對胚胎發育有一定負面影響，停藥 3 個月內應避免懷孕。

過氧化苯甲醯

如班賽凝膠。也應從低濃度逐步增至高濃度。

抗生素

林可黴素和紅黴素最常用。

壬二酸

對不同類型痤瘡均有效。機制在於抑制痤瘡丙酸桿菌，抗毛囊皮脂腺腺管角化。

硫磺、水楊酸類

複方硫磺洗劑、5% 硫磺霜、1%~2% 水楊酸酊，有角質溶解和角質剝脫作用。

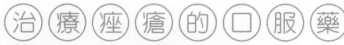

治療痤瘡的口服藥

維 A 酸

常用的有兩種：一是 13- 順維 A 酸（商品名泰爾絲），另一種是維胺脂（商品名三蕊膠囊）。一般用於中重度痤瘡、泛發性痤瘡，副作用有皮膚乾燥、唇炎、致畸。懷孕前 4 周及懷孕 3 月內禁用。服藥育齡婦女停藥半年內應避孕。18 歲以下青少年慎服用維 A 酸，因其可導致骨垢提前閉合影響骨骼的正常發育。肝功能不良，高脂血症慎用此藥。該藥不宜與四環素、美滿黴素同服，以免出現假性腦瘤症狀，如頭痛、視力障礙、顱內壓增高、眼底檢查可見視乳頭水腫。

抗生素

常用的有四環素族、紅黴素族、甲硝唑。四環素不宜與維 A 酸類合用，以免出現假性腦瘤，出現頭痛、頭暈等症狀。

抗雄激素藥

主要是抑制皮脂腺活性。其中包括達因 -35、己烯雌酚、複方炔諾酮、黃體酮、甲氰咪胍、安體舒通、糖皮質激素。

氨苯碸

適用於嚴重的囊腫型和結節型痤瘡。每次 50 毫克，每日 2 次，連用 1~2 個月。

鋅製劑

能調節多形核細胞的趨化性，也有一定的抗炎作用。

積雪甙片

積雪甙片是中草藥中提取物，可以活血化淤，對纖維細胞有雙向調節作用，抑制分泌過多的膠原，對受損的組織上調膠原的分泌，是組織修復的良好助手。臨床研究顯示，對炎症反應重的患者，在抗炎治療的同時，預防性與抗纖維化治療（積雪甙片、中草藥），可以減少瘢痕、纖維性結節的形成。在治療早期抗生素和積雪甙片聯合應用，當炎症完全消退後遺留單純纖維性結節時，繼續服用積雪甙片，可以明顯消退纖維性結節。部分結節深在頑固者，也可明顯減小、變軟。

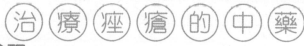

治 療 痤 瘡 的 中 藥

丹參酮

丹參酮是丹參根粉的乙醚提取物，具有擴張血管、增加血流量的作用。實驗證明對棒狀桿菌均有明顯的抑菌作用，並具有抗雄激素和溫和的雌激素活性作用，且具有抗炎作用。

白花蛇舌草

研究發現白花蛇舌草可有效升高男性患者血清中降低的

雌二醇水平，對女性患者血清中升高的睪酮水準降低不明顯，對痤瘡丙酸桿菌有體外抑制作用，對葡萄球菌和糠秕孢子菌有抗菌、抗炎作用及增強免疫功能作用，可抑制皮脂腺的分泌，對痤瘡皮損有很好的修復作用。

其他

痤瘡丙酸桿菌對以下中藥有不同敏感，可以選擇性應用丹參、連翹、虎杖、黃柏、山豆根、大黃、黃連、茵陳、黃芩、龍膽草、大青葉、金銀花、地榆、百部、秦皮、椒目、當歸、川芎、重樓、地丁等。

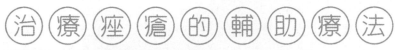

藥面膜

根據不同的皮損選擇中藥驗方，用蜂蜜調製，塗於面部，再將醫用石膏用水調和敷貼。其利用醫用石膏在凝固過程中的發熱作用，促進毛細血管擴張，毛孔開放，增加藥物的吸收，熱膜凝結後將毛孔及皮膚表面的汙物及死亡的角質形成細胞吸附在面膜上，產生清潔、祛脂、抗炎的作用。

腫內注射

嚴重的囊腫型痤瘡患者可以醋酸去炎松混懸液加 1% 利多卡因和慶大黴素在囊腫內注射。每 1~2 周注射 1 次。

刺壓出

面部以黑頭粉刺為主時，可選擇粉刺擠壓器。擠壓時應注意無菌操作。

刺法

當面部出現較大且表面光滑的白頭粉刺時，可用低能量的雷射燒灼白頭粉刺的頂端，人工開口，使其成為開放性粉刺，

然後用粉刺擠壓器將其擠壓出來。

經絡拔罐

　　痤瘡和肺、胃、肝、腎等臟腑關係密切，根據中醫辨證刺絡合適的背俞穴，可達到瀉肺胃腑熱，疏通經絡，化淤祛痰的功效。本療法適用於胸背部痤瘡和面部重症患者。

藥熏蒸

　　中藥熏蒸治療是一種古老的方法，將中藥以氣態形式經皮膚途徑吸收，避免了中藥對胃腸道的刺激。可根據皮疹的表現選用具有清熱解毒活血化淤散結的中藥進行辨證組方，對發生於軀幹部的痤瘡進行熏蒸，配合刺絡拔罐見效更快。適用於胸背部痤瘡和面部重症患者，每日 1 次，一療程 6 次。

刺療法

　　根據不同病程和型別，靈活選用主穴和配穴，施以頭針、體針或耳針。

血療法

　　在無菌操作下，將自身靜脈血注入經辯證所取的穴位，通過調節機體免疫功能，達到治療目的。

鑽石磨削

　　鑽石磨削是由不完善的砂輪磨削，微晶磨削發展來的，利用負壓吸引，使磨削頭對皮膚快速摩擦，由外向裡去除角質層，但不傷及真皮，不留瘢痕和色素沉著，利用上皮組織再生原理，配合促細胞生長 「再生素」刺激上皮細胞的快速更新。其磨削刺激所產生的生物效應導致了局部膠原纖維的增生，是目前最安全的磨削術。

微晶磨削

運用真空下高速噴射的微晶粒，袪除表皮老化的角質層，並在表皮層人工製造密集新的微小創孔，利用上皮組織再生原理，配合促細胞生長「再生素」刺激上皮細胞的快速更新。對新鮮的瘢痕或痤瘡後紅斑效果較好，還可治療毛孔粗大、白頭粉刺。

雷射磨削

在微電腦的控制下，使用鉺和二氧化碳雷射進行「磨削」更精確、更細緻，最大限度減少了瘢痕的生長，但是對於黃種人，出現色素沉著難以避免，因此限制了其在亞洲地區的廣泛應用。

光子嫩膚

採用光子技術通過低能量、較柔和的全光譜強光，直接作用於皮膚的異常血管色素基因，同時有效的刺激膠原蛋白的增生，不同波長的光被相應的靶基吸收，因此能徹底去除皮膚的各種瑕疵，改善其質地和彈性，使肌膚重現健康的光澤。其波長、脈衝類型、脈衝數、脈衝延遲時間、脈寬、流量等多個參數可隨皮膚類型及治療反應而調整。

聯合治療

鑽石磨削（微晶磨削）加光子嫩膚術或雷射磨削加光嫩膚，這種聯合療法可達到減輕局部暗紅斑，促進皮下絞原纖維重新排列組合，填充局部凹陷等效果，且無任何不良反應，不影響工作和社交。對於較重、較大的疤痕用雷射磨削配合光子嫩膚治療，可大大縮短雷射磨削後的色素沉著期，較快地改善瘢痕症狀。

PART ⑥ 我的飄逸瀑布

秀美的長髮如同一席飄逸的瀑布垂下，
象徵女性的溫柔和嫵媚，細細髮絲隨風飄逸，
展現出女性獨有的魅力，同時征服了許多男士的心。

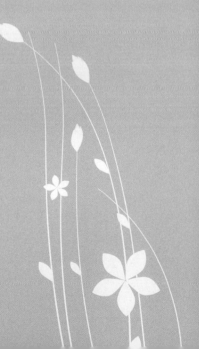

頭髮髮根的構造 斷面圖

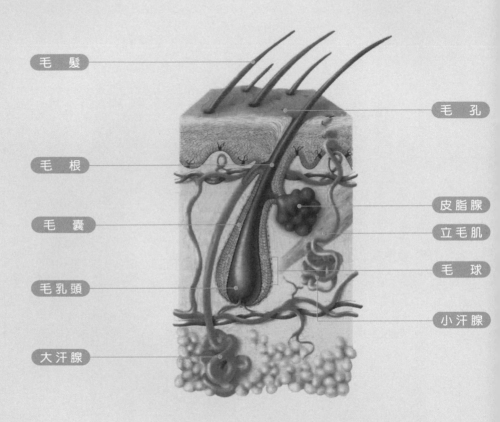

毛　髮

毛　孔

毛　根

皮脂腺

毛　囊

立毛肌

毛　球

毛乳頭

小汗腺

大汗腺

　　頭皮上分布著許多的血管、神經、皮脂腺、汗腺和毛囊。頭髮的細胞，在毛囊的根部（毛乳頭）製造生成。細胞通過毛囊，逐漸被向上推升，角質化之後，從位於表皮的毛孔長出體外。毛乳頭中還有黑色素細胞，可以賦予毛髮顏色。皮脂腺分泌皮脂，汗腺分泌汗液，排出頭皮上的皮脂與汗液等水分，經乳化形成乳化脂腺，對頭髮及頭皮起到潤澤保護作用。

頭髮髮幹的構造 [斷面圖]

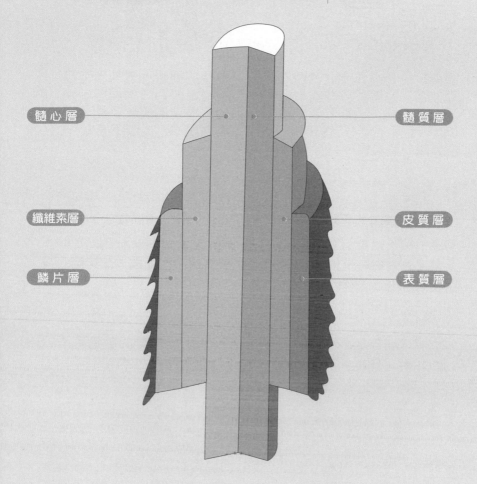

髓心層　　　　　　　　　　　　　　　髓質層

纖維素層　　　　　　　　　　　　　　皮質層

鱗片層　　　　　　　　　　　　　　　表質層

　　頭髮的頭髮髮幹由外至內可分為3層。最外面的表皮層又叫鱗片層，自髮根向髮尾如魚鱗狀的重迭排列，表皮鱗片遇酸性合攏，遇鹼性張開。中間的皮質層又叫纖維素層，是毛髮最重要的部分，主要成分是角蛋白質，並含有毛髮色素粒子，顯現毛髮的色澤。髓質層是毛髮最中心部分。

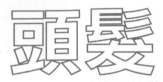

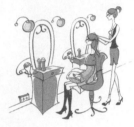

頭髮是生長在頭皮上的纖維組織，是長的硬毛，沒神經也沒有血管，是屬於皮膚的附屬物。頭髮組織分為髮根與髮幹兩部分。毛囊、毛球、毛乳頭、毛幹、毛根、毛尾、毛孔、皮脂腺、豎毛肌組成了頭髮的髮根，頭髮的髮幹也分為表皮層、皮質層、髓質層。

蛋白質

　　頭髮是由部分皮膚變化而來的，因此與皮膚同樣的，其成分為蛋白質，但是這兩種蛋白質的氨基酸配合量還是有些差距的，通常皮膚蛋白質是由將近 20 種的氨基酸所組合而成，而頭髮的蛋白質則是由 18 種氨基酸結合而成。

十萬根

　　詩人常形容頭髮為「三千煩惱絲」，但頭髮的數量可不只3000 根喔！頭皮的面積大約為 700 平方公分，一平方公分平均約有 150 根，乘起來大概就有 10 萬根。

1 公分

　　頭髮每天長 0.3 ~ 0.4 公分，一個月大概長 1 公分，6~7 月份時長最快，而且據說是上午時，年齡則以青春期生長最快。頭髮變少的人，都希望早點長出頭髮來，以致焦慮不安，但頭髮就是不生長，所以要保持冷靜，特別是在至 6~7 月份的上午！

細髮和粗髮

　　人的頭髮為什麼會有細髮和粗髮的差別呢？這是由頭髮的「表皮層」和「髓質層」決定的。頭髮表皮的毛鱗片，是類似屋瓦重疊排列的方式，重迭約 6~8 層，而頭髮粗的人，就是表皮層部份重

迭層數比較多的緣故，甚至也會有超過 10 層以上的情形。除了表皮層以外，位於毛髮中心部分的髓質層也會影響頭髮的粗細，髓質層斷斷續續的存在毛髮的中心，有些甚至完全沒有髓質層。

愛掉的長髮

表皮層就是我們說的毛鱗片，這一層決定了頭髮的光澤和柔順度，所以，頭髮沒有光澤，乾澀都是這層的脫落引起的。毛鱗片在洗髮、太陽照射、毛巾擦頭髮、梳頭的時候都會造成不同程度的脫落，這就是長髮髮稍髮質不好的原因。

染髮劑

表皮層（毛鱗片）遇鹼性水的時候打開，遇酸性合攏，所以，大部分的燙髮染髮劑都是鹼性的。一般情況下，鹼性越大，作用速度越快，傷髮程度也加大，所以我們要儘量使用弱鹼性的產品，分辨的簡單方法就是藥劑的氨味不要太大。

燙髮

皮質層占到頭髮的 80%，主要成份是蛋白質和水，決定頭髮的吸水性、彈性和可塑性，頭髮易斷、乾躁、捲度不持久是這一部分受損的症狀。其結構是由樹狀螺旋通過二硫鍵等連接，而燙髮的原理就是破壞頭髮中的二硫鍵，然後在固定後的位置重新形成新的二硫鍵，從而改變頭髮原來的彎曲度。燙直和燙捲髮的原理相似，只是燙直髮的藥水對於頭髮的傷害更大，所以在燙直髮的同時最好配合一些營養頭髮的措施，如焗油、使用潤髮精華素或護髮素等。

游泳

　　池水中的氯是一種極強的氧化劑，長期接觸會令髮質嚴重受損。多數人只知游泳後要立即沖洗掉黏附在頭髮上的化學劑，卻不知道，每次游泳前也應先用清水洗淨頭髮，再塗上一層潤髮露並戴好泳帽，這樣來阻隔池水與頭髮的直接接觸。

洗髮精

　　正常人的頭皮呈弱酸性（pH 值 4.5~ 5.5），若使用鹼性的洗髮精會使頭皮嚴重脫脂，頭皮酸鹼平衡失調，表皮受損，並為某些微生物的生長繁殖創造了條件；而且鹼性洗髮精會刺激頭皮的上皮細胞，使其角化，引起頭屑增多，頭皮乾燥等現象。

　　而用弱酸性洗髮精，尤其是含有甜杏仁油，植物精油，維生素 A、維生素 F 和橄欖油等成分的洗髮精，能幫助秀髮強化內部結構，不僅能長久保持彈性，還能維護秀髮光彩。

護髮素

　　正確選用護髮素是不可缺少的一環。乾性髮質、過軟髮質、鹼性髮質不宜使用去汙力較強的洗髮劑或弱酸性洗髮劑，洗後應使用髮乳、護髮素，使髮絲保持油亮光滑而黏膩；油性頭髮最好洗用硫磺香皂抑制皮脂腺的分泌和殺滅細菌，洗後使用去屑水，用時配以藥性髮乳，可防止頭皮屑過多和頭皮搔癢；酸性頭髮應使用止癢劑；捲髮髮質較軟，可用髮乳護髮，最好配以固髮劑，染髮者最好用含氨的洗髮精洗髮。

清洗頭髮

　　在洗澡時，先清潔頭髮，然後即刻抹上護髮膜、髮泥……透過熱氣蒸騰，讓保養成分滲透修護毛鱗組織。或者在洗髮之後，擦上蘊含洋甘菊、薰衣草、椰仁、鼠尾草、迷迭香精華的護髮品，通過按摩，滋養頭髮和頭皮，讓秀髮更富光澤。

梳頭

由於鱗片是遇到水和鹼性打開的，所以，我們在濕髮的時候儘量不要梳頭，抹上洗髮精後梳頭的習慣是錯的，因為那時鱗片是基本全打開的。一定要用了護髮素後再梳頭，護髮素呈酸性，能有效的閉合鱗片，而且，好的護髮素能在頭髮上形成保護膜，有效的減少鱗片脫落，保持到下次洗髮。

頭髮的顏色

頭髮由於種族和地區的不同，有烏黑、金黃、紅褐、紅棕、淡黃、灰白，甚至還有綠色和紅色的。事實上，頭髮的顏色和頭髮裡所含的金屬元素的不同有關。黑髮含有等量的銅、鐵和黑色素，當鎳的含量增多時，就會變成灰白色。金黃色頭髮含有鈦，紅褐色頭髮含有鉬，紅棕色的除含銅、鐵之外，還有鈷，綠色頭髮則是含有過多的銅。

吹風機要慎用

很多人喜歡用吹風機吹乾頭髮，其實用吹風機時要注意，不可把頭髮完全吹乾。洗頭後，把頭髮擦至五成乾，用吹風機將頭髮吹至八成乾即要停止，以防止頭髮因水分流失而出現乾枯感。吹風時應從上而下，同時用手指將頭髮抖乾。

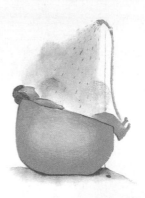

該如何保養自己的秀髮？
有哪些食物可以養髮、護髮？

 在我們的日常飲食中，差不多有 50 多種營養物質與頭髮的健康有關，比如蛋白質、脂肪、維他命、微量元素及水等。

美髮是美容的一個重要環節，如果沒有健康的頭髮，皮膚再細膩，臉色再光潤也會使你的漂亮大打折扣，從中醫理論上講，腎氣盛則發烏黑有光澤，腎氣虛則發乾澀而枯黃，所以美髮應從補腎入手，多吃些含有維生素、微量元素以及蛋白質豐富的食物。

首先要攝入有益於健康的飲食，這些飲食是維生素和礦物質含量豐富而飽和脂肪酸含量低的食物，如綠色蔬菜、水果以及蛋白質含量高的魚、家禽、瘦豬肉和牛羊肉等。

現代營養學家研究證明，缺乏鐵、銅等礦物質，會引起頭髮過早變白，應多吃動物肝臟、蛋黃、黑芝麻、核桃、黃豆及葵花子等；頭髮脫落過多應補充蛋白質以及鈣、鐵、硫等多種微量元素，如多吃黑豆、蛋、奶、黑芝麻及松仁等食物；頭皮屑過多可多吃含碘豐富的食物，如海帶、紫菜、海魚等。

此外，過多吃甜食、脂肪，會促使體內血液偏於酸性而導致頭髮乾燥、變黃。應多吃新鮮蔬菜和水果，這也是保護頭髮的有效方法之一。

Test 04

髮質類型測試表

下面的測試可以讓你認識自己的髮質，選用合適的護髮品。

1. 剛剛洗完頭，用普通的梳子梳理濕頭髮，你會感到：
   A. 頭髮糾結，幾乎不能梳理
   B. 偶爾會打結
   C. 很容易梳理

2. 洗頭後 24 小時，用手指擦擦頭髮，指頭上：
   A. 沒有什麼油
   B. 可見油光
   C. 明顯看見油光，伴有異味

3. 大多數時候你的頭髮摸起來：
   A. 乾燥澀手
   B. 比較光滑
   C. 特別光滑

4. 你的頭髮看上去：
   A. 灰暗無光
   B. 有光澤
   C. 油光發亮

5. 出門前打理好的髮型，一般能保持：
   A. 一整天
   B. 七、八個小時
   C. 四、五個小時

6. 看看自己的髮梢：
A. 有很多分叉
B. 偶爾會有分叉
C. 沒有發現分叉

7. 你最近一次燙或染頭髮是在：
A. 一個禮拜以前
B. 一個月前
C. 半年以上

8. 取一根脫落的頭髮，用手拉斷：
A. 完全不費力
B. 需要用一點力
C. 比較用力

綜合評價你的髮質

評分方法

A為0分；B為5分；C為10分。得分合計，
就會測出你是什麼髮質。

結果 分

< 15

乾性髮質由於缺乏油脂分泌或外界影響，如過量使用美髮器具，不當的燙髮，染色導致角蛋白流失。頭髮乾燥、收緊、敏感，失去光澤，缺乏彈性，無生氣，常常會很容易脫落。一定要選用滋潤程度高，又不會帶走頭髮本身油分的洗髮乳，最好堅持每周使用有深層修護及保濕作用的護髮用品，並且用毛巾包裹熱敷，還要注意，減少用吹風機，讓頭髮自然風乾最好。

15~ 30

對於混合性髮質來說，由於髮根比較油膩，而髮梢又比較乾燥，所以要特別注意髮根部和頭部肌膚的清潔，這樣的髮質最好準備兩套洗髮精，如果有落髮、頭皮屑或是頭皮油脂分泌過多、頭髮容易塌陷等問題，那麼就應該為頭皮作選擇，使用油性洗髮精或油性頭皮專用的精油、按摩油等產品。但是如果頭皮問題不嚴重，即使有出油現象，頭髮還是蓬鬆厚捲，尤其是剛進行完染燙髮過程，就必須偏重頭髮的性質，選擇乾性洗髮精，並加強護髮。

31~ 55

中性髮質有良好的血液循環，正常滋潤而形成一層酸性保護網，油脂分泌亦正常。頭髮自然潤澤，亮麗柔美，容易梳理。選用溫和而含水量大的產品來保護現有的髮質，同樣也要注重護理。

> 55

油性髮質是由於油脂分泌過量，飲食中吸收太多甜糖、澱粉或脂肪量過高的食物而引起的。在洗髮的時候，應注意水溫不宜過熱，以免刺激油脂的分泌，可選用含柑橘成分及有深層清潔作用的洗髮乳，以祛除頭髮上積聚的油汙，在洗髮後，最好用冷水再清洗頭髮，這樣有助於關閉毛表皮，可減少油脂的分泌。

頭皮屑

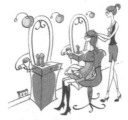

頭皮屑是一種皮膚汙垢，也就是表皮的角質層不斷的剝落面產生的，也是新陳代謝的結果，大致分為兩種：一種是大而黏，屬油脂性的頭屑；另一種細而乾，屬乾性的頭屑。頭皮屑過多，毛孔被堵塞，就造成毛髮衰弱狀態，容易細菌增殖，而刺激皮膚產生頭癢問題。

頭皮的構造

在我們的頭皮上，分布著許多的血管、神經、皮脂腺、汗腺和毛囊。正常人平均每平方公分的頭皮上，分布著 144~192 個皮脂腺，比臉部還要密。這些皮脂腺每天都會分泌油脂，所以頭部皮膚和臉部皮膚一樣需要經常清潔和細心呵護。否則，頭皮分泌的油脂、灰塵、雨水等汙垢黏附在頭皮上，會破壞頭皮正常的新陳代謝，也引發頭屑的產生。

乾性皮脂溢出症

這種頭皮屑一般很多，很細小，像白色的小點一樣，密密麻麻的，頭皮發癢，頭髮乾燥。這是因為，皮膚裡有許多皮脂腺，會不停地分泌皮脂，來防止水分蒸發，保護皮膚。如果頭皮處的皮脂過多，就會使脫落的細胞一起附在頭皮上，乾燥後就變成細碎的頭皮屑了。

真菌感染

真菌感染的頭皮屑是大塊大塊的，在頭皮上形成一塊一塊發白、發灰的斑塊，上面有層層相疊的片狀鱗屑，甚至會把頭髮根處黏成一簇一簇的。這是因為在頭皮處，感染最常見的微生物是橢圓形皮糠枇孢子菌，它喜歡生長在皮脂分泌多的部位如頭皮、鼻子、眼瞼及胸部等地方。

銀屑病

有些銀屑病的患者，在頭皮處會出現病變，而其他地方的皮膚卻沒有，這時很容易誤以為是單純的頭屑過多。我們會在頭皮上可看到白灰色的斑塊，用手觸摸會覺得斑塊比周圍的皮膚要突出。用指甲輕輕地刮就會有細小的皮屑掉下來，有人說就像刮滴在桌上的蠟滴一樣，將皮屑刮掉後，會見到皮膚上有小血點。

鹼性食物

應多吃一些含鹼性多的食物，如海帶、紫菜、海魚等。常喝鮮奶、豆類、水果類等能起到潤髮作用的食物，清熱去毒的食物也應多吃，而那些刺激及煎炸的食物千萬記住要少吃。

洗頭

有人以為天天洗頭就可以將頭皮屑洗乾淨，其實不然。過多的洗頭會減少頭皮皮脂的厚度，令皮脂加速分泌，自然就會出現頭皮乾燥、頭皮屑過多的現象。最好 4~5 天洗一次頭，梳子、枕頭、枕巾也要保持乾淨，最好不互相使用梳子。

藥用洗髮精

選用藥用洗髮精可以用來去頭皮屑。最早使用的是對苯二酚，主要是抑制葡萄球菌感染。含有硫磺的肥皂也是常用的方法。另外，含煤焦油的洗髮精，也可以達到很好的效果，尤其是併發其他皮膚疾病，如乾癬及濕疹時效果更好。注意如果使用無效，或頭皮變得很乾很油膩，或者出現過敏現象時，應立即停止使用。

掉髮

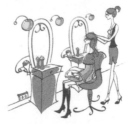

脫髮是頭髮脫落的現象，脫髮可以分成兩種基本類型，由於毛囊受損造成的永久性脫髮和由於毛囊短時間受損造成的暫時性脫髮。而女性脫髮特指女性中由雄性激素源性脫髮、產後脫髮以及內分泌失調性脫髮這三種類型為主的群落性脫髮。

女性掉髮的原因

原因 1 產後　產後由於懷孕時體內分泌出大量的女性荷爾蒙，所以頭髮會有充足的成長激素。而產後出現的荷爾蒙分泌突然減少，會使頭髮自然而然就會大量脫落，不過這種現象在產後 6 個月左右就會恢復正常。

原因 2 高燒　高燒也會損壞髮根組織，使頭髮大量脫落，特別是持續高燒，對髮根的損壞尤為厲害，不過，在 6 個月左右後也能恢復正常。

原因 3 壓力　現代社會生活節奏的加快和競爭的激烈，易使人背負日益沉重的壓力。據研究，壓力與掉髮有密切關係，還會加速人的衰老，使皺紋增加。對此，唯一的對策便是及時卸下重負，讓自己徹底放鬆起來。

原因 4 節食　節食使頭髮缺乏充足的營養補給，頭髮如缺少鐵的攝入，便會枯黃無澤，最後的結果必然導致大量掉髮。因此，要均衡營養，不要盲目節食減肥。

原因 5 避孕藥　長期服用避孕藥的女性也會出現掉髮現象，一旦停服，掉髮症狀可消失。

原因 6 燙髮、染髮過於頻繁　頻繁地燙髮和漂染，會對頭髮造成損害以致脫落。因此，不可燙髮過頻或濫用染髮劑。

原因 7 髮型影響 紮得過緊的馬尾辮、羊角辮和麻花辮以及將頭髮束得緊緊的捲曲帶，長久都會損害髮根造成掉髮。

原因 8 疾病影響 某些疾病或先天性疾病所致，皮脂腺分泌過多或皮脂腺分泌性質改變都可引起掉髮。

氣候

一般在七、八、九這 3 個月份，大多數人掉髮都比較多，也是脫髮病發病率的高峰期。因為在這幾個月份氣候比較炎熱，晝長夜短、睡眠不足、勞作過度，是人體最虛弱，抵抗力下降的時候，所以氣血更加不充足，脫髮就會增多。

無「藥」可救

相對於男性掉髮者來說，女性掉髮研究相對比較落後，還沒有找到能見效好的藥物，一般說來，對於女性掉髮者，多採取綜合治療調整內分泌，並輔以心理輔導的方法。

飲食禁忌

掉髮的女性朋友應注意飲食方面的調養，記住不要抽菸、喝酒及吃辛辣刺激食物，如蔥、蒜、韭菜、薑、花椒、辣椒、桂皮等，忌食油膩、燥熱食物（肥肉、油炸食品），忌過食糖和脂肪豐富的食物，如肝類、肉類、洋蔥等酸性食物。

毛髮移植

人類的頭髮也像人體的其他組織一樣是可以移植的。一般可以把後枕部和兩側永久不脫落的毛囊移植到脫落的前部和頂部。移植的方法包括條狀移植、小塊移植、打洞移植以及各種局部皮瓣、皮下帶皮瓣、游離皮瓣和血管植入有髮區預製的島狀皮瓣等。只要在切取和移植時不損傷毛囊，不損傷各類皮瓣蒂部血供，供區血供條件好和掌握正確的整形外科操作，移植一般都會成功。

中醫如何保養頭髮？
按摩能防止掉髮嗎？

A 古時候的中國人稱頭髮為「血餘」，認為頭髮與血有密切的關係。中醫認為，頭髮是由腎臟所支配的。

　　當身體氣血不足，腎功能減退時，都會導致頭髮失去光澤和彈性。位於後頸部的生髮穴能夠促進頭部的血液循環，調理髮質，是防止脫髮的特效穴位。請精心按摩生髮穴及其周圍組織。另外，三陰交穴也有助消化，調節氣血的作用。位於腰部的腎俞穴，顧名思義，是作用於腎臟的穴位，用吹風機或淋浴給予日常的溫熱刺激將有很好的療效。

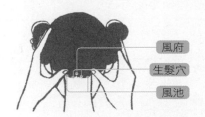

風府
生髮穴
風池

拇指壓在生髮穴上，以中等力度揉捏。進一步按摩穴位周圍的組織效果更好。

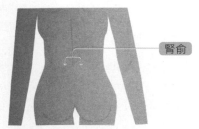

腎俞

腎俞穴在第二腰椎棘突下，旁開 1.5 寸。用兩手手掌輕擦溫熱腰部。

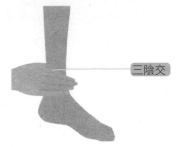

三陰交

三陰交穴在內踝上 3 寸，脛骨內側面後緣。有幫助消化、調節氣血的作用。用手掌輕擦至溫熱。

PART 7 我的瘦身日誌

每個女人都渴望擁有魔鬼身材，天使面容，
但就怕長著魔鬼面容，卻是一副天使身材。
那麼如何來塑造並維持魔鬼身材，我們需要做的有很多。

肥胖

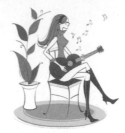

人體脂肪積聚過多，體重超過標準體重的 20% 以上即為肥胖症。分為單純性肥胖和繼發性肥胖。單純性肥胖無明顯病因可尋者，除了和遺傳和某些內分泌因素有關外，還與進食過多和活動過少有關。繼發性肥胖多因繼發於其他疾病，如丘腦－垂體的腫瘤、內分泌病、營養失調等而引起。

嬰兒肥

嬰兒肥算肥胖嗎？那懷孕期及哺乳期的增胖呢？專家告訴我們這都只是在正常生理情況下，由於人體自身的需要，使脂肪蓄積過多的狀態。還有那些個別需要機體有較多的脂肪蓄積的特殊職業，如相撲運動員、舉重運動員等，只有個別肥胖者，會出現胸悶、汗出、氣短等症狀，但仍屬於單純性肥胖之列。

病理性肥胖

很多疾病可以導致病理性肥胖，主要包括有庫興氏綜合症、甲狀腺機能減退性肥胖、肝炎後肥胖等。事實上，生理性肥胖與病理性肥胖可以相互轉化，當單純性肥胖出現較嚴重併發症時，也會轉為病理性；病理性肥胖經過治療，也可轉為生理性肥胖，逐漸恢復到正常體質狀態。

肥胖的來源

肥胖多因為攝入熱量過多，而熱量均來自於碳水化合物、脂肪、蛋白質。

碳水化合物產生熱能 =4 千卡 / 克

蛋白質產生熱量 =4 千卡 / 克

脂肪產生熱量 =9 千卡 / 克

體重指數的計算

體重指數是通過計算人體身高與體重之間的比值大小來判斷是否發生肥胖的一種方法。測量人體體重指數的方法有許多種，但經多方使用比較後發現，使用不同測量方法所得到的結果大同小異。目前臨床上使用比較多體重指數測量法是 Quetelet 指數法，亦稱體重品質指數，簡稱體重指數（Body Mass Index，簡稱 BMI）。

BMI 適用於體格發育基本穩定以後（18 歲以上）成年人。計算公式為：體重指數（BM1）＝患者體重（千克）÷身高^2（公尺^2）。

當體重指數 $<18.5kg/m^2$ 時為過瘦：

$18.5\sim 20kg/m^2$ 時為稍瘦：

$20\sim 25kg/m^2$ 時為正常。

睡眠不足

研究顯示，睡眠不足會增加饑餓感。保持睡眠充足，有利於減緩疲勞，從而有更多的力氣與用吃減壓的惡習作鬥爭。

減重

減肥不等於減重，因為減重可能只減掉水分，而且也可能耗損肌肉組織。跟減掉身體脂肪組織的減肥意義不同。

脂肪細胞

很多廣告都說可以打碎脂肪細胞，使之溶解進入淋巴系統，達到減肥目的，這是完全不可信的。因為成年人的脂肪細胞到 18 歲左右就固定了，發胖是由於脂肪細胞增大的緣

故，減肥成功後脂肪細胞也不會減少，只會變小，而不是像廣告中一樣細胞會消失不見。普通人約有 250 億 ~ 300 億個，而肥胖者約是正常人的 3~5 倍大。

澱粉類食物

減肥時不用嚴禁澱粉類食物，那些為了怕胖而不吃澱粉類主食的女性要注意了，當身體不能有飽足感及充足熱量時，容易造成吸收過多蛋白質和脂肪，反而會有相反效果。

死亡五重奏

肥胖者脂肪組織增多，耗氧量加大，心臟負擔加重，心肌肥厚，久而久之發生高血壓。脂肪沉積在動脈壁內，致使管腔狹窄、硬化，易發生冠心病、中風。如果一位肥胖者同時伴有冠心病、高血壓、高血脂、糖尿病（非胰島素依賴型）及腦血管意外則稱為「死亡五重奏」，如不及時採取有效措施，死亡很快就會來臨。

月經紊亂

育齡期女性出現的閉經、絕經和月經失調等症狀，一定要加以重視。肥胖本身和減重治療都會引起月經失調，正常的脂肪含量對於維持女性激素的作用必不可少。肥胖伴停經在年輕女性中最常見的為多囊卵巢綜合症和高泌乳素血症，如出現泌乳、頭痛、胸悶等症狀，應及時檢查和治療。

Q 減肥藥的成分是什麼？
我可以用哪些減肥藥減肥？

A 目前市面上有很多減肥藥宣稱一周內可以減輕很多，千萬不要迷信這些。有些藥物雖然短期內可能減輕一些體重，但會讓你失去水分和電解質，並且效果並不能持久。

市面上的減肥藥簡單來說有 5 種類型。

一 是利尿劑，利用「脫水」來使體重暫時減弱，使用後會對血脂、血糖代謝產生很不好的影響。

二 是瀉藥，含有瀉藥的減肥藥都是通過腹瀉、食欲減退來減輕體重，停止服用後體重會迅速「反彈」。

三 是食欲抑制劑，主要為苯丙胺類藥物。此類減肥藥可以通過興奮飽食中樞來產生厭食反應，服藥後的女性食欲會下降，容易接受飲食控制。同時，由於其興奮作用，使睡眠減少，消耗增加，導致體重減輕。此類藥物品種較多，但均因中樞興奮作用所帶來的失眠、不安、心悸、血壓升高與成癮性等副作用而較少應用。

四 是激素類藥物（亦稱代謝刺激劑），主要以甲狀腺素為代表，它能提高機體的新陳代謝，增加脂肪的分解、消耗，從而減輕體重。但使用時若超過正常生理劑量，常可對心血管系統產生不利影響。

五 是雙胍類降血糖藥，通過增加肌肉組織的無氧糖酵解，增加葡萄糖的利用並減少其在腸道的吸收從而降低血糖。此類藥物在治療糖尿病時，常引起病人厭食而致體重減輕。利用這一副反應，可用於減肥治療。

如何預防兒童肥胖？

 預防兒童肥胖應從媽媽懷孕開始，分別在胎兒期、嬰兒期、5~8 歲及青少年期這幾個關鍵時期進行預防。

　　肥胖會對兒童各系統的生長發育、智力發育、心理行為等產生不良影響，對當前及以後生活質量、學習工作能力、健康狀況等造成損害。兒童肥胖治療非常困難，因為兒童缺乏減肥動機，對少吃、多動的減肥方法很難持之以恆。故兒童肥胖預防就顯得特別重要。胎兒期要預防新生兒出生體重過重，如果孕婦體重增加過快，常會導致胎兒出生體重過重，使今後發生肥胖概率大大增加。故要預防胎兒體重過重，孕婦要定期檢測體重增長是否符合正常懷孕生理規律。還要根據體重增加情況調整熱量攝入量。此外孕婦還要保證適當活動量。嬰兒期提倡鼓勵母乳餵養。研究表明母乳餵養嬰兒在多年後發生肥胖風險顯著低於人工餵養兒，且母乳餵養的時間越長，嬰兒以後發生肥胖概率越低。兒童、青少年期則推薦平衡膳食、規律運動和檢測體重來預防肥胖。首先，應幫助孩子養成良好的飲食習慣。在日常生活中，家長要以身作則、言傳身教，讓孩子從小養成良好飲食習慣。其次，通過增加活動量以增加熱量消耗。即使在嬰兒期也要幫孩子翻身、做做被動操，從5~6個月開始訓練孩子在成人腿上自動跳躍、獨坐、爬、扶走等。在幼兒期，要多讓孩子獨立走、跑、跳、玩遊戲。在學齡期和青少年期，要讓孩子每天有 30~60 分鐘的體力活動。此外，還要定期幫助孩子檢測體重，發現體重增加過快時，則應引起重視，及時調整。

低脂、低醣、多粗纖維的竹筍可防止便秘，但胃潰瘍者不要多吃。

芝麻富含亞麻仁油酸，可以去除附在血管內的膽固醇，改善新陳代謝，減肥瘦腰就輕鬆得多。

香蕉雖然卡路里很高，但脂肪卻很低，而且富含有鉀，既有飽足感又低脂，可減少脂肪在體內的積聚，是減肥中的理想食品。

蘋果含獨有的蘋果酸，可以加速代謝，減少下身的脂肪，而且所含的鈣量較其他水果豐富，可減少令人下身水腫的鹽分。蘋果還含有櫟精，一種抗癌的成分，它還可以降低膽固醇的損害，促進肺部健康。

紅豆所含的石鹼酸成分可以增加大腸的蠕動，促進排尿及減少便秘，從而清除下身脂肪。

因為它可以促進血液循環，這可令距離心臟最遠的雙腳能都吸收到足夠養分，具有平衡新陳代謝、排毒瘦腿的作用。

各種「減肥食品」的知識

　　木瓜有獨特的蛋白分解酵素，可以清除因吃肉類而積聚在下身的脂肪，而且木瓜肉所含的果膠更是優良的洗腸劑，可減少廢物在下身積聚。

　　它是水果中的利尿「專家」，多吃可減少留在身體中的多餘水分，而且本身的糖分也不多，多吃也不會長胖。

　　柚子的熱量非常低，多吃也不會肥胖，但它還含有豐富鉀質，有助減少體內脂肪和水分的積聚。

　　鳳梨中富含蛋白質分解酵素，能分解魚、肉類，適合吃過大餐後食用。

　　西芹一方面含有大量的鈣質，可以補「腳力」，另一方面含有鉀，可減少下半身的水分積聚。

　　蒟蒻完全不含脂肪又美味可口，也是減肥必食之物。它的豐富植物纖維更可以使下身的淋巴暢通，防止腿部腫脹出現橘皮組織。這種神奇般的食物，有體內「清道夫」的美稱，排除體內毒素的能力頗強。

陳皮除了能幫助消化、排除胃氣之外,還可減少腹部脂肪堆積。

紫菜除了含有豐富的維生素 A、維生素 B_1 及維生素 B_2,最重要的就是它蘊含豐富的纖維素及礦物質,可以幫助排除身體內之廢物及積聚的水分,從而達到瘦腿之效。

花生含有極豐富的維生素 B_2 和菸鹼酸,一方面帶來優質蛋白質,長肉不長脂,另一方面還可以消除下身脂肪肥肉。

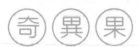

奇異果除了含有大量維生素 C 這個強項外,其所含纖維也十分豐富。它可以增加分解脂肪的速度,避免腿部積聚過多的脂肪。

雞蛋內的維生素 B_2 有助去除脂肪,此外,它蘊含的菸鹼酸及維生素 B_1 還有利去除下半身的肥肉。

吃新鮮的番茄可利尿及排除腿部疲憊,減少水腫的問題,如果生吃,效果更佳。

Test 05

易胖體質類型測試表

很多肥胖者最煩惱的就是好不容易才減肥成功，不久又胖回去了！你可知道，「復胖」不單單只是恢復原體重而已，忽胖忽瘦很容易造成體內的脂肪比例增加，最後變成易胖難瘦的體質，這可是十分可怕的事喔！請在下列問題中回答是或不是，這樣可以檢測出你是否屬於體重容易回升的體質。

☐ 1. **一日三餐不正常**

☐ 2. **大多在外用餐**

☐ 3. **常吃點心、宵夜**

☐ 4. **很挑食**

☐ 5. **一邊吃東西，一邊工作或看電視**

☐ 6. **常喝甜果汁**

☐ 7. **喝咖啡或紅茶時一定加糖**

☐ 8. **喜歡且常喝酒**

☐ 9. **常吃零食來減低焦慮**

☐ 10. **吃東西的速度很快**

☐ 11. **常和朋友在一起吃吃喝喝**

☐ 12. **經常睡眠不足**

☐ 13. **不經常運動**

☐ 14. **不喜歡走路**

☐ 15. **在家時總是閒著不動**

☐ 16. **外出時常以車代步**

☐ 17. **肩膀常酸痛**

☐ 18. **容易便秘**

☐ 19. **抽菸**

☐ 20. **家中有身材較為肥胖的人**

☐ 21. **神經質**

☐ 22. **沒有特別的嗜好**

☐ 23. **人際關係不好**

綜合評價你的肥瘦 │ 評分方法

統計「是」的數目。

結果 ＿＿＿＿＿＿ 分

Ⅰ 3 個以下者 目前的生活方式大致沒有問題

Ⅱ 4~8 個者 必須改善一下生活方式，否則體重容易回升

Ⅲ 9~15 個者 屬於體重容易回升者，要注意

Ⅳ 16 個以上者 如現在的生活方式不改變的話，非常容易變成易胖難瘦的體質，且容易罹患心血管疾病

PART **8** 女人花開不敗

女人如花。
其實，女人的一生就是繽紛多彩的花，
只不過到了更年期，
她從玫瑰的豔麗爭寵演變到百合的清香和淡雅，
豔麗是一種誘惑，它實實在在地存在，
而淡雅和清香也是一種享受，
它讓人品味到獨有的成熟典雅。
所以，更年女人不用擔心，
你雖不是那朵最豔麗的花，
但卻是人世間開得最從容、最淡定的花。

更年期

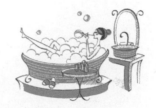

人的一生，由生命開始到衰老死亡，都要經過三個大的階段，即童年和青少年時期、成年時期、老年時期。在這三個階段中，又有兩個轉化時期，一是由童年步入成年的發育時期，這就是青春期；一是由中年踏入老年之際的過渡時期，稱之為更年期。

梯子的一級

更年期來源於希臘語，意思為梯子的一級，代表著人體由成熟走向衰老的過渡階段，而這不會以人的意志為轉移的生理現象，是生命活動的規律。衰老是自然界一切生物的共同特徵，表現為生物形態結構與生理功能都在發生退行性變化。對人類而言，更年期則是進入老年階段的前奏曲。

更年期的「罪狀」

血管功能失調，月經失調，植物神經功能紊亂，性欲減退，腫瘤易發，骨質疏鬆，皮膚惡化，肥胖……這些都是更年期出現後所犯下的可怕「罪狀」，而這些都是以性腺功能變化為主的內分泌功能減退或失調所導致的。這一變化或輕或重會引起體內一系列平衡失調，使人體的神經系統功能與精神活動狀況的穩定性減弱，從而讓人體對環境的適應力下降，對各種精神因素和軀體疾患都比較敏感，以致出現情緒波動，感情多變，並可誘發多種疾病。

月經變化

月經變化情況有3種，一是稀發月經，月經週期間隔時間長，

經量可正常或較前減少，以後則完全停止。二是月經週期紊亂。從正常月經週期變為不定期或持續性陰道出血，或反復出血，以後則完全停止。三是突然絕經。少數婦女過去月經週期及經期一直正常，現在突然絕經，也有週期正常，僅有幾次月經量逐漸減少，以後月經突然停止。

哺乳

年輕時若哺乳過多，易耗傷精血，造成腎陰不足之症，使更年期來之過早或持續時間過長，症狀加重，易於衰老。為避免這種狀況，應當適當控制產乳量。

絕經

絕經是婦女生命進程中一個重要階段，但是由於絕經導致的長期雌激素的缺乏可使冠心病、心肌梗死及骨質疏鬆症的發生率明顯上升，雌激素不僅能影響女性健康，更是影響女性情緒的一個重要因素。反過來，女性的情緒也會極大地影響體內的雌激素水準。因此對有明顯症狀的更年期婦女可實施預防性健康治療，性激素補充療法作為緩解症狀和預防疾病的手段，可以治療更年期綜合症，提高絕經後婦女生活品質。此外，保持一種良好的心態、徹底放鬆，會對健康產生意想不到的作用。

深海魚

女性更年期後更易發胖，但有些食物不僅能增加鍛煉效果，還能有助於快速燃燒更多的脂肪。如果把它們加到日常

飲食中，可以幫更年期後的女性維持更勻稱的身材。深海魚能提供大量的維生素 D 和鈣，這是一種人變老時需要的營養組合。研究結果證實發現更年期後服用鈣和維生素 D 補充劑的女性增加的體重少於那些吃安慰劑的女性。其他研究顯示，如果沒有足夠的維生素 D，人控制食慾的能力會減弱。所以，多吃鮭魚、金槍魚、沙丁魚等脂質魚是一種好的選擇。

藥物禁忌

絕經前的女性如果長期接受甲狀腺素治療，不僅會導致骨質疏鬆症，而且還會增加晚年髖骨骨折的危險。因此，在使用甲狀腺素時應小心謹慎，特別要控制量不要過大。另外，具有興奮中樞神經的藥物，如咖啡因、士的寧、利他林也應當忌用。

避孕

即使是更年期婦女，仍應保持著性行為，因為雌激素仍然存在，而且更年期女性更懂得享受性愛。醫學家也發現有規律做愛的婦女能更好地刺激身體反應，陰道比沒有性行為的女性更出色地保持著優良的狀態。即使隨著年齡增長，婦女生育力變得相當減弱，但仍不可忽視懷孕一直是可能發生的，所以要注意採用避孕措施。

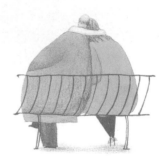

Q 更年期有哪些治療方法？
男性有更年期嗎？

A 在絕經前後或因手術、放射治療破壞卵巢功能而絕經的，可出現一系列以植物神經功能紊亂為主的症候群，稱為更年期綜合症，一般有以下 3 種治療方法。

（1）**一般治療**。一般對於輕型的更年期綜合症不需藥物治療，使她們瞭解更年期的保健知識，消除無謂的顧慮和恐懼，樹立樂觀主義精神，正確對待更年期的一些反應。同時，積極參加一些適當的體育鍛煉，如跑步、散步、體操、氣功、太極拳等，通過這些活動可使症狀減輕或消除。

（2）**藥物治療**。對於症狀較重者，需檢查內分泌物，應根據不同的症狀恰當採用一些藥物治療。若出現精神、神經方面的症狀如頭痛、頭暈、憂慮、失眠等症狀時，藥物需根據病情適時調整劑量，當症狀減輕或消失後可以停藥。這些治療方法及藥物對更年期綜合症均有較好的效果。

（3）**激素治療**。有些更年期綜合症的婦女是可以使用激素治療的，但為永保青春，採用雌激素替代治療是不可取的。多數更年期婦女，特別是經過檢查表明卵巢功能仍屬正常者是不必使用激素治療的。

其實，男性與女性一樣也有更年期，男性也可因性腺功能的下降，雄性激素的分泌減少而引起「更年期」症狀。但男性與女性之間又有所不同，並非每個男性到了一定時期都會出現「更年期」症狀，而是有很大的個體差異。其中有相當部分的男性即使到了老年期（60 歲以上），其睪酮水準仍然處於較高水準和在正常範圍內，並不出現「更年期」症狀和使得「更年期」時間延遲。儘管男性「更年期」症狀比較少見，並且大多數症狀不夠典型，但仍然可以通過身體的某些變化來加以判斷。

Test 06

看你是否缺少雌激素？

女人 30 歲後，卵巢功能逐漸退化，雌激素分泌減少，身體各方面都會提醒你：衰老進程加快了！你的青春能量還有多少？測示一下雌激素就知道了！

☐ 1. 無其他病因的脫髮、白髮。（雌激素已開始下降，影響毛囊素的分泌。）

☐ 2. 無其他病因的失眠、神經衰弱。（雌激素已經開始下降，影響了腦垂體分泌的褪黑素。）

☐ 3. 無其他病因的月經不調。（雌激素分泌已經紊亂或者下降，開始影響月經的正常進行。）

☐ 4. 經常出現肌肉酸痛、肩周炎、疲勞。（雌激素含量開始下降。）

☐ 5. 出現骨質疏鬆導致的疾病。（頸椎並骨質增生、骨刺。雌激素含量急速下降，影響鈣吸收。）

☐ 6. 皮膚乾燥、色斑增多、皺紋明顯增多。（卵巢功能開始衰退，雌激素水準下降開始影響皮膚代謝。）

☐ 7. 臉上色斑重，有痤瘡，無名疙瘩。（雌激素分泌紊亂已經影響代謝系統同時發生紊亂。）

☐ 8. 性欲冷淡、性交疼痛、陰道鬆弛、乾澀、外陰瘙癢。（缺乏雌激素，陰道萎縮，分泌黏液量下降或不分泌，難以完成性生活。）

9. 不成卵、輸卵功能障礙造成的不孕症。（雌激素嚴重缺乏，已經影響了女性的排卵功能。）

10. 長期缺乏各種維生素造成的口腔、黏膜性潰瘍。（雌激素長期缺乏，已經影響維生素吸收功能。免疫力下降導致厭氧菌的侵入。）

11. 子宮下垂、陰道下垂、尿道下垂、膀胱下垂。（嚴重缺乏雌激素，已經造成骨盆腔失去彈性，骨盆底肌肉、韌帶、筋膜退化。）

12. 長期白帶異常，容易受感染。（缺乏雌激素造成陰道內酸度不夠，已經失去了殺菌作用，常表現為老年性陰道炎。）

13. 長期心悸、心律不齊、緊張性頭痛、盜汗、面部潮紅，導致高血壓、冠心病及腦中風。（缺乏雌激素已經造成心腦血管疾病症狀出現。）

綜合評價你的雌激素 ｜ 評分方法

如果達到 5 項或 5 項以上，就顯示你缺乏雌激素了。

結果　　　　　　　　分

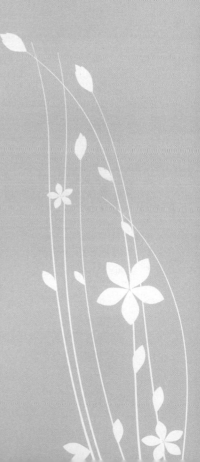

PART ⑨ 女人身體大小事

女人身體也許就像一部精密的儀器，
偶爾也會有些小狀況出現……

頭暈自我檢測

如上述情況與你的情況不符合，請盡快到醫院進行全面檢查。

START

頭暈時有天旋地轉的感覺並伴耳鳴 — 是 → **可能的問題：** 美尼爾氏綜合症（見204頁） — 是 → **對策：** 治療原發病

否

無論坐著、躺著或俯身向下時，突然站起來，或是臥床上幾天後剛起來的情況下會發生頭暈現象 — 是 → **可能的問題：** 體位性低血壓（見205頁） — 是 → **對策：** 避免體位的劇烈變化

否

運動比平時更激烈，在感覺頭暈之前有氣促現象 — 是 → **可能的問題：** 呼吸急促使身體化學成分受到干擾 — 是 → **對策：** 避免劇烈運動，減少氣促的發生

否 — 否 → 是糖尿病患者或者是已經很久沒有吃東西的情況 — 否 → 在頭暈前，曾曬了幾個小時大太陽或是在悶熱的環境中待了數小時 — 否 →

服用了治療高血壓的藥物

是

可能的問題： 血壓降得太低

是

對策： 調整降壓藥的劑量

是 → **可能的問題：** 低血糖（見206頁） — 是 → **對策：** 隨身備有糖果或含糖飲料等隨時以補充

是 → **可能的問題：** 熱衰竭症狀 — 是 → **對策：** 儘快去涼快地方降溫，飲冰水，可敷濕毛巾

頭暈伴有身體麻木或刺痛感，視線模糊，精神錯亂，言語困難，手或腳無法移動	是 →	**可能的問題：** 輕度中風或短暫性的局部缺血（見207頁）	是 →	**對策：** 儘快去附近醫院詳細檢查

否 ↓

曾患有心臟疾病，或在感覺頭暈前心臟跳動加快或緩慢下來	是 →	**可能的問題：** 心律不整	是 →	**對策：** 儘快至醫院諮詢或治療

否 ↓

在頭暈前曾作了深呼吸或快速呼吸	是 →	**可能的問題：** 過度通氣或呼吸過度	是 →	**對策：** 避免深呼吸或快速呼吸，保持呼吸平穩

否 ↓

曾遭受精神上的打擊	是 →	**可能的問題：** 情緒刺激影響血壓神經	是 →	**對策：** 平復心情，放鬆自己，避免緊張情緒

否 ↓

轉頸時頭暈	是 →	**可能的問題：** 頸椎骨關節炎	是 →	**對策：** 根據症狀輕重選擇是否至醫院就診

否 ↓

感覺莫名的疲乏或有急促現象	是 →	**可能的問題：** 某種貧血或心力衰竭	是 →	**對策：** 根據症狀輕重選擇是否至醫院就診

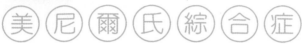

美尼爾氏綜合症

　　美尼爾氏綜合症又稱內耳性眩暈，是以膜迷路積水的一種內耳疾病。病人多數為中年人，患者性別無明顯差異，首次發作在 50 歲以前的病人約占 65%，大多數病人單耳患病。

症狀

（1）眩暈。往往會出現無任何先兆而突然發作的劇烈旋轉性眩暈。

（2）聽力障礙。聽力為波動性感音性耳聾，在早期眩暈症狀緩解後，聽力可大部或完全恢復，可因多次反復發作而致全聾。

（3）耳鳴。為症狀發作前之可能先兆，耳鳴為高音調，可能輕重不一，在發作前病人可能耳鳴加重，發作停止，耳鳴可逐漸消失。

（4）同側頭及耳內悶脹感，或感到頭重腳輕。

治療

（1）一般治療。發作時要靜臥，戒急躁，進清淡低鹽飲食，限制入水量，忌用菸、酒、茶。

（2）藥物治療。保持安靜，靜臥；對症治療，使用鎮靜藥；酌情選用血管擴張藥；應用利尿藥；局部藥物封閉。

（3）外科治療。手術只適用於藥物治療無效，病人又喪失工作能力的局限於單側有病患者。手術概括為破壞性半、破壞性、保守性 3 種類型。

預防

（1）應保持樂觀的情緒。患者的臥室應以整潔安靜、光線稍暗為好。

（2）注意安全，故患者平時生活工作宜注意安全，最好不要從事責任性強，容易出危險的工作。

（3）注意飲食調養，飲食宜清淡、富有營養，不宜多食肥膩辛辣之品。

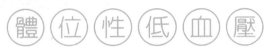

體位性低血壓是患者從臥位到坐位或直立位時，或長時間站立出現血壓突然下降超過 20mmHg，並伴有明顯症狀，這些症狀包括頭昏、頭暈、視力模糊等。

症狀

病情輕微症狀可有頭暈、頭痛、食欲不振、疲勞、臉色蒼白、消化不良、暈車船等。嚴重症狀包括直立性眩暈、四肢發冷、心悸、呼吸困難、共濟失調、發音含糊，甚至昏厥，需長期臥床。

治療

主要治療為積極參加體育鍛煉，增加營養，多喝水，每日食鹽略多於常人。伴有明顯症狀者，必須給予積極治療，可用 α 受體激動劑以改善症狀，提高生活品質，防止嚴重危害發生。其他藥物還有麻黃素，雙氫麥角氨，氟氫可的松等。

預防

（1）合理飲食，補足營養，避免飲食過飽或饑餓，不飲酒。

（2）堅持適當體育鍛煉，增強體質，保證充分睡眠時間，避免勞累和長時間站立。

（3）症狀明顯者，可穿彈力長襪，用緊身腰帶。對少數慢性體位性低血壓患者，也可給藥物治療，如中藥補中益氣丸、生脈飲，並可試用腎上腺皮質激素。

（4）為預防體位性低血壓發生，長期臥床病人和患有高血壓老年人，在站立時動作應緩慢，可先做準備動作，有助於促進靜脈血向心臟回流以避免體位性低血壓發生。

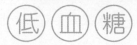

低血糖症又稱低血糖狀態，是一組因多種病因引起的血葡萄糖（簡稱血糖）濃度過低所致的臨床症候群。一般血糖濃度低於 2.78mmol/（50mg/dl）時可認為是低血糖。

症狀

低血糖早期反應是交感神經過度興奮、腎上腺素過多症狀，然後出現腦神經功能上的障礙。輕度血糖下降的病人，可以沒有症狀。低血糖最早出現的症狀有心慌、手抖、出冷汗、面色蒼白、四肢冰冷等，同時有頭暈、煩躁、注意力不集中和精神錯亂等神經症狀。繼續發展則出現劇烈頭痛、言語模糊不清、答非所問、眼前發黑、視物不清，有時全身肌肉抽動、甚至抽風，最後完全失去知覺，發生昏迷和各種反射消失等嚴重症狀。如仍得不到及時搶救，最終將導致死亡。

治療

（1）糾正低血糖。

（2）病因治療。

（3）輕者口服糖水或糖果，嚴重及持久的低血糖需繼以葡萄糖滴注幾天。靜注葡萄糖困難時，可給胰高糖素肌注，特發性低血糖應予精神治療和體育鍛煉，調節飲食，適當提高蛋白質和脂肪量，減少甜食。

預防

主要選用水果、蔬菜、穀類食物、豌豆和蠶豆等各種豆類、某些肉類和魚類。避免食用易消化碳水化合物或高血糖生成指數食物，因為高血糖生成食物吸收快，一段時間後血糖會迅速下降，從而引起機體血糖降低。多食用緩慢吸收的碳水化合物，提高胰島素敏感性也是必要的。

中風

腦中風是由腦部血液循環障礙，導致以局部神經功能缺失為特徵的一組疾病。

症狀

（1）全腦症狀，如昏迷、意識障礙、頭痛等。

（2）局部症狀，包括偏癱、偏盲、感覺障礙、失語或癲癇發作等。

（3）腦膜刺激症狀，如括頸項強直、布氏症陽性、克氏症陽性等。

治療

腦血管病的發病率、病死率和病殘率均較高，故應加強防治，具體疾病具體治療。

（1）急性期。包括內科治療和手術治療。

（2）恢復期。可選用促進神經代謝藥物，也可選用活血化淤、益氣通絡的中藥方劑，另可選用理療和針灸等輔助治療方法。

預防

（1）積極治療存在的危險因素，定期監測其他危險因素的發生並採取針對性措施。

（2）個體已存在危險因素且已出現中風先兆，如若出現暫短性腦缺血性發作，應早期診斷並早期實行治療，防止嚴重腦血管病發生。

（3）對已患中風的病人，早期或超早期治療，降低致殘程度，清除或治療危險因素，預防其多發症。

頭痛自我檢測

如上述情況與你的情況不符合，請盡快到醫院進行全面檢查。

劇痛，揉眼或摩擦臉部而引發 **是→**

可能的問題：
三叉神經痛
（見210頁） **是→**

對策：
1. 藥物治療
2. 神經阻滯療法
3. 半月神經節射頻熱凝術
4. 手術治療
5. 中藥療法

↓否

眼眶或前額疼痛，視力減退，下午加重 **是→**

可能的問題：
青光眼或屈光不正（見211頁） **是→**

對策：
1. 藥物治療
2. 手術治療

↓否

頭痛伴鼻塞、鼻涕中有膿 **否→**

額部痛，外耳道流膿 **否→**

緊張或激動時出現頭痛，病程長，反復發作 **否→**

↓是

↓是

↓是

可能的問題：
副鼻竇炎
（見212頁）

可能的問題：
耳源性腦膿腫
（見213頁）

可能的問題：
緊張性頭痛
（見214頁）

↓是

↓是

↓是

對策：
1. 急性副鼻竇炎藥物治療為主，手術治療為輔
2. 慢性副鼻竇炎以手術治療為主，藥物治療為輔

對策：
1. 足量有效抗生素
2. 全身支援療法，使用脫水劑減輕腦水腫
3. 乳突根治，清除病源，顯露正常腦膜為止
4. 支持療法

對策：
放鬆心情和身體，打開窗戶讓室內空氣流通，或者離開辦公桌，戴上耳機聽音樂。頭痛時不要亂吃止痛片

伴有發熱和頸部僵直 → 是 → **可能的問題：**腦炎、腦膜炎 → 是 → **對策：**1.病因治療 2.對症處理，降低顱內壓，降溫，抗驚厥等

否

半身麻木或肢體運動障礙 → 是 → **可能的問題：**中風、腦瘤、腦膿腫（見207頁）→ 是 → **對策：**立即至醫院行進一步詳細檢查，明確診斷並制定下一步治療方案

否

突發劇烈頭痛，不發熱，伴嘔吐及意識障礙 → 是 → **可能的問題：**顱內動脈瘤出血、蛛網膜下腔出血、腦疝（見215頁）→ 是 → **對策：**立即至醫院行進一步詳細檢查，明確診斷並制定下一步治療方案

否

頸後或後腦部痛，單側或雙側手指尖麻木 → 是 → **可能的問題：**頸椎病（見216頁）→ 是 → **對策：**1.牽引 2.按摩 3.物理療法 4.醫療體育療法

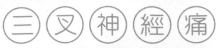

　　三叉神經痛是一種在三叉神經分布區出現的反復性的陣發性劇痛，為神經性疼痛疾患中最常見者。

症狀

　　原發性三叉神經痛發生劇烈疼痛呈切割樣，針刺樣和陣發性。一次發作持續數秒鐘至數分鐘，可連續多次發作。疼痛部分嚴格限於三叉神經，感覺支配區內，最常見是下顎和上頜。刷牙和咀嚼或觸及三叉神經支配區域內一些觸發點（如上下唇，鼻翼外側等）可激發疼痛發作。繼發性三叉神經痛青壯年多見，疼痛部位、性質及觸發點與原發者相同，但疼痛較持久。

治療

（1）藥物治療，以卡馬西平為主。

（2）神經阻滯療法。

（3）半月神經節射頻熱凝術。

預防

（1）生活、飲食要有規律，保證足夠睡眠和休息，避免過度勞累，保持心情舒暢。

（2）適當參加體育運動，鍛煉身體，增強體質。

（3）動作輕慢，防止一切誘發疼痛的因素，如洗臉、刷牙等，儘量避免刺激扳機點。寒冷天氣注意保暖，避免冷風直接刺激面部。

（4）進食較軟食物，因咀嚼誘發疼痛患者則要進食流食，忌食油炸物、刺激性食物、海鮮產品以及熱性食物等。三叉神經痛患者平時應多吃些含維生素豐富及有清火解毒作用的食品。

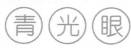

青光眼是指眼內壓力或間斷或持續升高的一種眼病。持續的高眼壓可給眼球各部分組織和視功能帶來損害，造成視力下降和視野縮小。如不及時治療，視野可全部喪失甚至失明。

症狀

青光眼的特徵是眼球內部的眼壓增加，且眼球表面硬化。此病的症狀包括眼睛痛或不舒服（主要發生於早晨）、視線模糊、光源四周有光環、瞳孔無法於黑暗中適度調節放大、周邊視力的消失等。青光眼的起因很多，最常見的原因與緊張及營養問題有關。

治療

降低眼壓和保護視功能是治療青光眼的主要目標。不同類型和不同時期的青光眼，所採用的方法不一樣。主要方法有手術治療、雷射治療、藥物治療和中醫治療等。

預防

（1）忌菸、忌酒、忌濃茶。

（2）注意飲食衛生，多進食易消化的食物，如蔬菜、水果等。經常保持大便通暢也很重要。

（3）盡可能不吃或少吃刺激性食物，如辣椒、生蔥、胡椒等。

（4）注意節制飲水，一般每次飲水不要超過 500 毫升。

（5）禁止口服或注射阿托品類藥物，如遇有特殊情況應將青光眼病史及時告訴醫生，應用其他類型止痛藥。

（6）注意休息，避免刺激，保持心情舒暢。

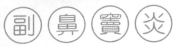
（副）（鼻）（竇）（炎）

症狀

　　主要表現為流鼻涕，前額部腫痛、不舒適感、昏沉感，鼻塞。鼻竇炎和副鼻竇炎的症狀差不多，只是根據病程的長短急緩而有所區別，如鼻塞，流膿涕，頭痛等。急性者還可以伴有發熱。

治療

（1）急性副鼻竇炎以藥物治療為主（如頭孢唑啉鈉），手術治療為輔。

（2）慢性副鼻竇炎以手術治療為主，藥物治療為輔。

預防

（1）應注意經常鍛煉身體。

（2）可用冷水洗臉，以增強鼻腔黏膜適應能力及抗病能力。

（3）注意改善生活及工作環境，減少環境汙染。

（4）防止急性鼻炎的發作，注意氣候變化，及時增減衣服。

（5）採用正確的擤鼻方法，以免把膿性鼻涕逼入副鼻竇內引起急慢性副鼻竇炎。

（6）不要用手挖鼻，以免引起鼻癤等炎症。

（7）經常保持心情舒暢，身心健康，減少各種疾病發生。

（8）按時排出體內毒素，保持大便通暢。

（9）不宜長久使用具有血管收縮作用的滴鼻劑，如麻黃素，滴鼻淨等。

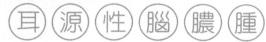 耳源性腦膿腫

耳源性腦膿腫為化膿性中耳乳突炎所併發的腦組織內的膿液積聚。

症狀

（1）中毒性症狀，如發熱或體溫正常或低於正常，食欲不振、全身無力等。

（2）顱內壓增高症狀，如頭痛劇烈，嘔吐為噴射狀，意識障礙，脈搏遲緩，打呵欠頻繁的無意識動作等性格與行為的改變。

（3）局灶性症狀，如對側肢全偏癱，對側中樞性面癱，失語症，對側肢體強直性痙攣，運動障礙，步態蹣跚等。

治療

（1）用足量、敏感的抗生素及磺胺類藥物。

（2）顱內壓增高時用脫水療法，酌情應用類固醇激素類藥物等。

（3）及時行乳突探查術，除去破壞的骨板至暴露正常腦膜，行乳突腔穿刺、切開排膿。

（4）注意支持療法及水與電解質平衡。

（5）出現腦疝或腦疝前期症狀時，應立即靜脈推注 20% 甘露醇，氣管插管，給氧，人工呼吸，並緊急做鑽腦膿腫穿刺術，必要時行側腦室引流，降低顱壓，以挽救生命。

預防

（1）患有中耳炎應經正規檢查，明確是否屬於有危險的「膽脂瘤型」。

（2）因耳道本已狹窄，切勿將不溶性藥粉噴入裡面，一旦藥與膿液結成硬塊堵塞耳道，膿液無法流出，則侵入顱內，相當危險。

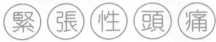

緊張性頭痛又稱為肌收縮性頭痛。主要為頸部和頭面部肌肉持續性收縮而產生的頭部壓迫感、沉重感，有的病人自訴為頭部有「緊箍」感。典型病例多在 20 歲左右，患病率隨年齡增長而增加，女性多見。

症狀

頭部有壓迫感，許多病人可伴有頭昏、失眠、焦慮或抑鬱等症狀。頭痛期間日常生活不受影響，但疼痛部位肌肉觸痛或壓或有時牽拉頭髮會出現疼痛。

治療

急性發作期對乙醯氨基酚、阿斯匹林、非甾體抗炎藥、麥角胺或二氫麥角胺等有效。預防性治療用阿米替林、丙咪嗪或選擇 5- 羥色胺重攝取抑制劑（如舍曲林或氟西汀）常有效，心得安對某些病患有用。失眠者可給苯二氮卓類，如地西泮 10 ~ 20 毫克每天口服。對於焦慮、緊張或抑鬱病人應在精神上給予誘導和勸慰，使其消除顧慮。對局限性肌肉疼痛，如頸項肌和肩胛肌等可做按摩、針灸、物理治療、局部普魯卡因封閉治療。

預防

首先避免精神刺激，生活規律化，禁止菸、酒。養成良好生活習慣，避免長期處於不良工作姿勢，使頭、頸肩部肌肉持續收縮。還需適當進行體育鍛鍊是非常必要的。同時對於長期慢性的頭痛患者，除進行心理治療外，還可以配合使用鎮靜、止痛劑，如安定、布洛芬等藥物治療。

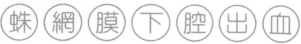

蛛網膜下腔出血

症狀

（1）頭痛與嘔吐：突發劇烈頭痛、嘔吐、臉色蒼白、全身冷汗。

（2）意識障礙和精神症狀：多數患者無意識障礙，但可有煩躁不安。危重者可有不同程度的意識不清及至昏迷，少數可出現癲癇發作和精神症狀。

（3）腦膜刺激症：青壯年病人多見且明顯，伴有頸背部痛。老年患者、出血早期或深昏迷者可無腦膜刺激症。

治療

（1）一般療法。要臥床休息，保持安靜，避免情緒激動，保持大便通暢，防止用力排便、嚴重咳嗽等。

（2）對症處理。防治感染；如發病後即出現高熱，多為中樞熱，物理降溫為主；嚴格控制血壓，可應用降血壓藥和利尿藥，逐漸降低血壓；要注意維持水電解質平衡和心腎功能狀態；用止血藥物對抗腦血管痙攣。

（3）手術治療。如果由腦動脈瘤和動靜脈畸形所致，應爭取手術治療，以避免再發。

預防

要避免重體力勞動，避免情緒激動，控制血壓。另外，對可引起出血的其他高危因素，如糖尿病、心臟病、肥胖、高血脂、吸菸過度、飲酒等疾病和不良生活習慣應及時治療，養成良好的生活習慣，適當調整和控制飲食，保持積極愉快樂觀的生活態度。

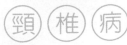

頸椎病又稱頸椎綜合症，是一種以退行性病理改變為基礎的疾患。主要由於頸椎長期勞損、骨質增生，或椎間盤脫出等而出現一系列功能障礙臨床綜合症。

症狀

主要症狀以頭、頸、肩、背、手臂酸痛，頸脖子僵硬，活動受限為主。頸肩酸痛可放射至頭枕部和上肢，有的伴有頭暈，重者伴有噁心、嘔吐，少數可有眩暈，猝倒。有的病人有面部發熱，出汗異常，肩背部沉重感，四肢無力等。當頸椎病累及交感神經時可出現頭暈、頭痛、視力模糊，兩眼發脹、髮乾，胃腸脹氣等症狀。有少數人出現大、小便失控，性功能障礙，甚至四肢癱瘓，也有吞咽困難，發音困難等症狀。

治療

（1）非手術療法：對於輕型的病例，只要適當休息，用一些消炎止痛藥物，如消炎痛、炎痛喜康等即可減輕症狀，再輔以針灸、理療等可以得到良好的療效。為限制頸部活動，可以佩帶頸圈。

（2）手術治療：椎體切除術。

預防

（1）保持樂觀精神。

（2）避免高枕睡眠的不良習慣，注意頸肩部保暖，避免過度疲勞。

（3）勞動或走路時要防止閃、挫傷，及早徹底治療頸肩、背軟組織勞損，防止其發展為頸椎病。

（4）長期伏案工作者，應定時改變頭部體位，按時做頸肩部肌肉鍛煉，另坐時要保持脊柱正直。

胃痛自我檢測

如上述情況與你的情況不符合，
請盡快到醫院進行全面檢查。

急性上腹痛，伴有噁心、嘔吐、噯氣、食欲不振，多在飲食不當、酗酒、服用刺激性藥物後出現 —是→ **可能的問題：** 急性胃炎（見218頁） —是→ **對策：** 1.對症處理。如止痛、止吐、補液等 2.加強預防，避免誘因

否↓

慢性不規則上腹隱痛，沒有食欲、反胃、進食前後覺得胃下沉，可有腹脹，噯氣 —是→ **可能的問題：** 慢性胃炎（見218頁） —是→ **對策：** 1.吃適量胃藥並注意休息 2.加強預防，慢慢咀嚼食物，不偏食，吸取均衡營養，戒菸戒酒

否↓

季節性或週期性疼痛，以餐後脹痛為主，可能有噯氣、食欲減退，甚至嘔血、解黑便 —是→ **可能的問題：** 胃潰瘍（見220頁）

否↓

特別在饑餓時上腹痛明顯，尤其夜間疼痛為主 —是→ **可能的問題：** 十二指腸球部潰瘍（見220頁） —是→ **對策：** 1.進行胃鏡檢查，明確診斷 2.定時定量進食，保持心情舒暢 3.避免飲咖啡，濃茶，注意休息

否↓

有慢性胃病史，消瘦明顯，上腹痛可伴貧血、食欲減退，腹脹明顯，甚至解黑便，或嘔血 —是→ **可能的問題：** 高度懷疑胃惡性腫瘤可能性（見220頁） —是→ **對策：** 立即至醫院進行胃鏡檢查明確病因，行黏膜活檢

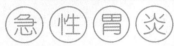

急性胃炎是由各種原因引起的胃黏膜急性炎症。臨床可分為單純性、糜爛性、腐蝕性和化膿性，以單純性最為常見。

症狀

多數急性起病。症狀輕重不一。主要表現為上腹飽脹、隱痛、食欲減退、噯氣、噁心、嘔吐，嚴重者嘔吐物略帶血性。由沙門菌或金葡菌及其毒素致病者，常於進食物數小時或 24 小時內發病，多伴有腹瀉、發熱，嚴重者有脫水、酸中毒或休克等。

治療

（1）解痙止痛，可服用 654-2 片或胃複安。

（2）針刺足三里和內關。

（3）抗感染治療，可使用環丙沙星、氟呱酸、阿莫西林。

（4）保護胃黏膜，用泰胃美或硫糖鋁。

（5）糾正水、電解質、酸鹼平衡紊亂。

預防

要戒菸限酒，儘量避免阿斯匹林類藥物的損害，注意飲食衛生，不得暴飲暴食，避免進不潔食物或酗酒，服刺激性藥物。另外，對於可產生內源性刺激因素的原發病給予足夠重視，徹底治療與清除。

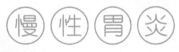

慢性胃炎系指不同病因引起胃黏膜慢性炎症或萎縮性病變，分為慢性淺表性胃炎和慢性萎縮性胃炎。

症狀

最常見症狀是胃部疼痛和飽脹感，尤其在飯後症狀加重，而空腹時比較舒適。每次進食量雖不多，卻覺得過飽而不適，常伴有噯氣、反酸、燒心、噁心嘔吐、食欲不振、消化不良等現象。由於進食少、消化不良，可產生營養不良、消瘦、貧血和虛弱。部分患者還伴有神經系統症狀如精神緊張、心情煩躁、健忘等。

治療

（1）宜選擇易消化無刺激性的食物，忌菸酒、濃茶，進食宜細嚼慢嚥。

（2）幽門螺桿菌陽性者可行抗 Hp 治療，可用質子泵抑制劑或鉍劑之一聯合兩種抗生素的三聯療法。

（3）有消化不良症狀者可給予胃黏膜保護劑治療；腹脹、噁心嘔吐者可給予胃腸動力藥；有高酸症狀者可給抗酸劑，但萎縮性胃炎者應忌用制酸劑；有膽汁反流者可給硫糖鋁及胃腸動力藥，以中和膽鹽，防止反流。

（4）萎縮性胃炎伴惡性貧血者應給予維生素 B_2 和葉酸及鐵劑。

（5）外科手術適用於萎縮性胃炎伴重度不典型增生或重度腸腺化生。

預防

飲食規律、少食多餐、以軟食為主；應細嚼慢嚥，忌暴飲暴食；避免刺激性食物，忌菸戒酒、少飲濃茶、咖啡及進食辛辣、過熱和粗糙食物；胃酸過低和有膽汁反流者，宜多吃瘦肉、禽肉、魚、奶類等高蛋白低脂肪的飲食；避免服用對胃有刺激性藥物（如水楊酸鈉、消炎痛、保泰松和阿斯匹林等）；緩解精神緊張，保持情緒樂觀；注意勞逸結合，適當鍛煉身體。

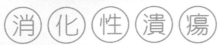

消化性潰瘍主要指發生於胃及十二指腸的慢性潰瘍，是一種多發病、常見病。

症狀

主要是中上腹部疼痛或不適感。疼痛有時呈隱痛，也有劇烈痛；不適感則涉及症狀比較多，可以是嘈雜感、饑餓感等。這些疼痛可反復發作或持續存在，在發作時有其規律，疼痛常常發生在進食後 30 ~ 60 分鐘左右，下一餐飯前緩解，其規律可以用進食—腹痛—緩解來表示；而十二指腸潰瘍症狀發生常常在空腹時，進食後緩解，其規律可以用腹痛—進食—緩解來表示。

治療

（1）藥物治療。①減少損害因素的藥物：可用抗酸劑或抑酸劑；②加強保護因素的藥物：可用胃黏膜保護劑；③抗幽門螺桿菌治療：用傳統三聯療法可提高潰瘍治癒率，降低復發率；④對症治療。

（2）中醫療法。屬於「胃脘痛」範疇，按辯證施治。

（3）手術治療。那些經過嚴格內科治療不癒的頑固性潰瘍，胃潰瘍疑是惡變者或有嚴重併發症者可行手術治療。

預防

（1）避免精神緊張：保持性格開朗、樂觀、善於自我排解憂愁、生活規律、能勞逸結合是治癒潰瘍病的關鍵。

（2）講究生活規律，注意氣候變化，避免過分疲勞，勞累過度。

（3）注意飲食衛生，三餐定時定量，饑飽適中，細嚼慢嚥。

（4）避免服用對胃黏膜有損害的藥物。

胃癌是我國最常見惡性腫瘤之一，在我國其發病率居各類腫瘤的首位。根據癌組織浸潤深度分為早期胃癌和進展期胃癌（中、晚期胃癌）。

症狀

早期胃癌 70% 以上可毫無症狀，有明顯症狀多見於中晚期胃癌患者。

（1）因癌腫增殖而發生的能量消耗與代謝障礙，表現為乏力、食欲不振、噁心、消瘦、貧血、水腫、發熱、便秘、皮膚乾燥和毛髮脫落等。

（2）胃癌潰爛而引起上腹部疼痛、消化道出血、穿孔等。癌腫出血時表現為糞便隱血試驗陽性、嘔血或黑糞，甚至有因出血或穿孔等急腹症而首次就醫者。

（3）胃癌的機械性作用引起的症狀，如飽脹感、沉重感及無味、厭食、疼痛、噁心、嘔吐等。胃癌位於賁門附近，可侵犯食管，引起打嗝、咽下困難，位於幽門附近可引起幽門梗阻。

（4）癌腫擴散轉移引起的症狀，如腹水、肝大、黃疸及肺、腦、心、前列腺、卵巢、骨髓等轉移而引起相應症狀。

治療

（1）手術治療。（2）放射治療。（3）化學治療。（4）免疫療法。

預防

應注意飲食衛生、避免或減少攝入可能致癌物質，可多進食含維生素 C 豐富的蔬菜、水果等。對所謂癌前期病變，要進行密切隨訪，以早期發現變化，及時進行治療。

便秘自我檢測

如上述情況與你的情況不符合，請盡快到醫院進行全面檢查。

大便硬，便秘和腹瀉交替出現，伴有腹痛，排便、排氣後可緩解

是 →

可能的問題：
腸結核
（見225頁）

是 →

對策：
1.治療原發病，抗結核治療
2.對症治療
3.支持治療

否 ↓

嘔吐、腹脹、腸絞痛，有時甚至休克，肛門不排氣

否 →

經常性便秘，並伴有腹脹不適、食欲下降、脹氣

否 →

服用某些藥物後出現便秘

否 →

是 ↓

可能的問題：
腸梗阻（見226頁）

是 ↓

是 ↓

可能的問題：
張力減退性便秘、習慣性便秘
（見224頁）

是 ↓

可能的問題：
藥物副作用

對策：
1.行腹部平片（X線）明確診斷
2.根據梗阻情況制定治療方案，可考慮手術治療

對策：
1.多吃蔬菜，吸收食物纖維
2.鍛煉腹肌
3.每天清晨喝一杯清水或淡鹽水，培養定時排便習慣，並注意生活的規律性

是 ↓

對策：
1.去除誘因
2.對症治療

糞塊細小分節如羊糞，伴神經功能紊亂	**可能的問題：**腸痙攣或腸道易激綜合症	**對策：**1.大便容量擴增劑，輕瀉劑 2.配合高纖維飲食，增加飲水，增加體力活動 3.培養定時排便習慣
否		
有長期鉛接觸史，臍周痛，牙齦邊緣可見藍灰色點狀帶形的鉛線	**可能的問題：**慢性鉛中毒（見228頁）	**對策：**1.驅鉛治療 2.對症治療，如止痛、導瀉、腹部熱敷、針灸等
否		
腹部有包塊狀突起	**可能的問題：**腸梗阻、腸套疊、結腸癌、腸結核等	**對策：**1.根據病情進行結腸鏡檢查，明確診斷 2.根據病因制定治療方案，治療原發病
否		
中老年人，排便習慣突然改變，或便秘不斷加重	**可能的問題：**結腸癌、直腸癌（見227頁）	**對策：**1.根據病情進行結腸鏡檢查，明確診斷 2.根據病因制定治療方案，治療原發病

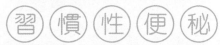

習慣性便秘是指長期大便秘結不通、排便艱澀不暢、間隔時間及排便時間明顯延長的一種病症。

症狀

主要表現為大便次數減少，排便不暢，糞質乾燥、堅硬，排便困難。

治療

（1）建立每天定時上廁所的習慣。

（2）運動對排便很重要，堅持力所能及的運動。增加飲水量。

（3）晨起喝涼白開水一杯，或加入少許食鹽。

（4）多吃含纖維素的食物，以便刺激大腸的蠕動。據測定，每日進食含 3 克纖維素的食物，大便量僅 50～100 克；含 10 克纖維素的食物，糞便量即可達 200 克。

（5）腹部按摩。由右下腹到左下腹做順鐘向按摩，每天 50 次。

（6）可試用利於排便的藥膳，如麻仁蘇子粥、蜜制芝麻桃仁、蜂蜜決明湯等。

預防

（1）飲食中必須有適量纖維素，每天可吃一定量的蔬菜與水果，如蘋果、香蕉等，主食不要過於精細，要適當吃些粗糧。

（2）晨起空腹飲一杯淡鹽水或蜂蜜水，配合腹部按摩或轉腰，讓水在腸胃振動，加強通便作用。全天都應多飲涼開水以助潤腸通便。

（3）進行適當體力活動，加強體育鍛煉，促進胃腸蠕動，有助於促進排便。

（4）每晚睡前，按摩腹部，養成定時排便習慣。

（5）保持心情舒暢，生活有規律。

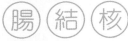

腸結核

結核桿菌侵犯腸道引起的慢性特異性感染，大多數繼發於肺結核。多見於青壯年，女性多於男性。病理上分為潰瘍型、增生型及混合型 3 種類型。

症狀

右下腹或臍周隱痛及鈍痛，多在進食後誘發，伴不全性腸梗阻者，腹痛呈持續性，陣發性加劇。大便習慣改變，腹瀉，糞便呈糊狀，可含黏液，或腹瀉與便秘交替出現。增殖型腸結核以便秘為主，多伴有發熱、盜汗、消瘦、全身乏力、噁心嘔吐、腹脹、食欲減退等症狀。

治療

（1）休息與營養。活動性腸結核患者須臥床休息，積極改善營養，必要時給予靜脈高營養治療，以增強抵抗力。

（2）化學藥物治療。常規抗結核治療。

（3）對症治療。解痙止痛等，腹瀉嚴重應補液，糾正電解質紊亂。合併完全性腸梗阻急性穿孔及大出血者，應及時採用外科手術治療。

預防

首先應著重在腸外結核的早期診斷與積極治療。肺結核或喉結核患者不要吞咽唾液，並保持大便通暢。日常生活應注意飲食衛生，在公共場所進餐時提倡用一次性碗筷進餐，牛奶應經過滅菌消毒。

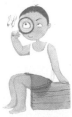

便秘「常見疾病」的知識

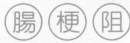

腸梗阻是指腸腔內容物正常運送受阻，以致其部分和完全不能通過，導致全身性的生理紊亂，為外科常見併發症之一。

症狀

（1）腹痛。單純性機械性腸梗阻一般為陣發性劇烈絞痛。

（2）嘔吐。在梗阻後很快發生，然後進入靜止期，再發嘔吐時間視梗阻部位而定。

（3）腹脹。一般在梗阻發生一段時間後開始出現。

（4）排便、排氣停止。在完全性梗阻發生後即出現。

（5）休克。部分患者可出現脈搏細速、血壓下降、面色蒼白、四肢發涼等休克徵象。

治療

（1）基礎治療。包括胃腸減壓，糾正脫水、電解質丟失和酸鹼平衡失調等對症支持治療，控制感染和毒血症等。

（2）解除梗阻、恢復腸道功能。除基礎療法外，還包括中醫中藥治療、口服或胃腸道灌注生植物油、針刺療法及採用低壓空氣或鋇灌腸，乙狀結腸鏡插管、腹部按摩等各種復位法。另外，各種類型絞窄性腸梗阻、腫瘤及先天性腸道畸形引起腸梗阻和非手術治療無效病人，均可進行手術治療。

預防

（1）對患有腹壁疝病人應及時治療，避免因嵌頓、絞窄造成腸梗阻。

（2）加強衛生宣傳、教育，養成良好的衛生習慣，預防和治療腸蛔蟲病。

（3）早期發現和治療腸道腫瘤。

（4）腹部手術後，應早期活動。

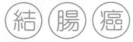

結腸癌（包括直腸癌）是大腸的腺癌，是胃腸道中常見惡性腫瘤之一。以 40～50 歲年齡組發病率最高。約 40% 的結腸癌分布於直腸及直腸乙狀結腸曲。

症狀

早期多無症狀，隨著癌體積增大和產生繼發病變，才出現症狀。

（1）胃腸道功能紊亂。包括胃納減退、飽脹、便秘、腹瀉等。

（2）腸梗阻症狀。包括腹痛、便秘、腹脹、嘔吐。

（3）血便。這是結腸癌最先出現和最常見症狀。

（4）腹塊。多為癌本身，但亦可由於腹腔內轉移、炎性浸潤或梗阻而引起。

（5）全身症狀。可有不同程度貧血、營養不良、全身衰竭，體重減輕和惡液質等。

（6）其他症狀。癌感染可引起畏寒、發熱；穿孔可引起彌漫或局限性腹膜炎；晚期可出現轉移的特有症狀。左半與右半結腸癌腫，由於在生理、解剖及病理方面差異，其臨床特點也不相同。右半結腸癌臨床表現以中毒症狀為主。而左半結腸癌以梗阻症狀為主。

治療

手術切除仍然是目前的主要治療方法，並可輔以化療、免疫治療、中藥以及其他支持治療。

預防

大量攝入某些維生素和微量營養的人群結腸癌和直腸癌發病率低。研究提示葉酸、硒元素和有機硫有保護作用，富含抗氧化劑（如胡蘿蔔素、維生素 C）的食物的攝入也能防止結腸癌。

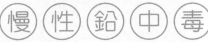

慢性鉛中毒

　　慢性鉛中毒是由於接觸鉛菸或鉛塵所致的以神經、消化、造血系統障礙為主的全身性疾病。

症狀

（1）神經系統。主要表現為神經衰弱、多發性神經病和腦病。

（2）消化道症狀。包括口內金屬味，食欲不振，上腹部脹悶、不適，腹隱痛和頑固性便秘，大便乾結呈算盤珠狀，腹絞痛為突然發作，多在臍周，呈持續性痛陣發性加重，每次發作自數分鐘至幾個小時。

（3）血液系統可伴有貧血。

治療

（1）主要採用絡合劑驅鉛治療，如依地酸鈉鈣等。

（2）對症治療。10% 葡萄糖酸鈣；阿托品或 654-2 解痙止痛；腹部熱敷；針灸足三里、中脘、內關、三陰交等。

預防

（1）應養成良好的工作和衛生習慣，嚴格遵守安全操作規程。

（2）工作時應穿上工作服，戴橡膠手套和口罩，避免身體皮膚與汽油直接接觸。

（3）工作服、口罩、手套應勤洗勤換。

（4）工作場所應加強通風。

（5）不得用嘴吮吸汽油、汽油泵進、出油閥和化油器量孔。

（6）作業中若汽油濺入眼內必須立即用食鹽水或清水沖洗。

（7）患有中樞神經系統、呼吸道、心血管和皮膚病的人，最好不要接觸汽油。

腹瀉糞便自我檢測

如上述情況與你的情況不符合，請盡快到醫院進行全面檢查。

大便量多、色淺、呈稀水狀 —— 是 ——> **可能的問題：**
吸收不良、小腸炎

否

大便量多、灰黑有油光色彩 —— 是 ——> **可能的問題：**
脂肪瀉

否

大便量少而有黏液和膿血 —— 是 ——> **可能的問題：**
慢性菌痢、結腸癌、潰瘍性結腸炎、血吸蟲病

否

大便惡臭、色如果醬 —— 是 ——> **可能的問題：**
腸道阿米巴病

否

大便成堆發泡並有酸臭 —— 是 ——> **可能的問題：**
消化不良

否

大便如羊糞、混有黏液，與腹瀉交替發生 —— 是 ——> **可能的問題：**
腸易激綜合症

急性腹瀉診斷步驟示意圖

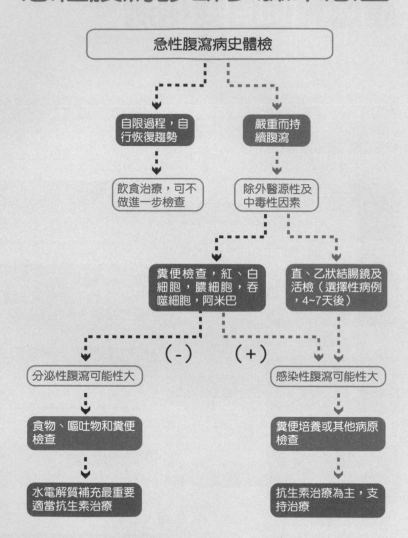

慢性腹瀉診斷步驟示意圖

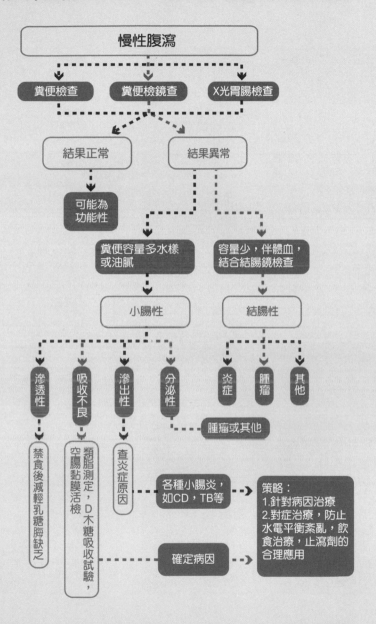

頸肩痛自我檢測

如上述情況與你的情況不符合，請盡快到醫院進行全面檢查。

START

外傷後，造成肩部或上肢活動受限、疼痛與紅腫 — 是 →

可能的問題：
鎖骨骨折
（見234頁） — 是 →

對策：
立即至醫院行X光檢查明確診斷，並根據骨折輕重，程度制定治療方案

↓否

清晨起來發現頸痛和頸項僵硬，頭偏歪，活動受限，頭轉動常需連同軀幹一同轉動 — 是 →

可能的問題：
落枕
（見235頁） — 是 →

對策：
按摩、熱敷、針灸、止痛

↓否

一側的腰部上方有疼痛，尿頻、低燒、疲勞，還有噁心、嘔吐等症狀 — 否 →

中年以上，先有頸痛及頸部發僵，繼而有肩痛及上肢放射痛，咳嗽、噴嚏及頸部活動時疼痛加劇，有時出現噁心、嘔吐、視物不清、耳鳴、耳聾，或有頭昏、眩暈、甚至猝倒 — 否 →

中年以上，頸肩部疼痛、酸脹或有沉重感，頸部活動受限，時輕時重，可自行緩解又反復發作 — 否 →

↓是

可能的問題：
腎盂腎炎

↓是（中間欄）

可能的問題：
頸椎病（頸椎綜合症）
（見216頁）

↓是（右欄）

可能的問題：
頸肩部軟組織慢性勞損

↓是

對策：
1.急性患者應儘早控制感染，除去誘發腎盂腎炎的不良因素，進行對症處理
2.慢性患者應審慎篩選藥物，觀察療效，採用聯合用藥方法

對策：
1.牽引
2.按摩
3.物理療法
4.醫療體育

對策：
1.糾正生活中的不良姿勢，防止慢性損傷
2.合理用枕
3.按摩、理療
4.嚴防急性頭、頸、肩部外傷

中老年人，發病緩慢，病程一般半年以上，肩部隱痛或劇痛，疼痛可至頸部或上臂，夜間疼痛加重

否 →

年齡大於69歲，或最近臥床，或坐輪椅時間過長，疼痛在脊柱的某一點特別嚴重

否 →

鎖骨上窩有壓痛及放射痛，改變肩部或上肢位置，症狀可暫緩解，後期有肌力減退和肌肉萎縮，有時會出現手無力，發涼、皮膚青紫或蒼白，肢體腫脹

是 ↓

可能的問題：
肩周炎
（見236頁）

是 ↓

可能的問題：
骨質疏鬆
（見237頁）

是 ↓

可能的問題：
胸廓出口綜合症
（見238頁）

是 ↓

對策：
1.早期以解除疼痛，預防關節功能障礙為目的
2.凍結期可以用理療、推拿、按摩、醫療體育等多種措施
3.恢復期主要以繼續加強功能鍛煉為原則

是 ↓

對策：
1.補充性激素類似物，如大豆異黃酮、淫羊藿，且必須氣血雙補
2.用骨形成促進劑，如活性維生素D、鈣製劑和維生素K_2等

是 ↓

對策：
1.保守治療：局部封閉，口服藥物，理療，牽引等等
2.手術治療：包括肩胛旁途徑和腋下途徑

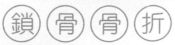

鎖骨位於皮下，表淺，受外力作用時易發生骨折，發生率占全身骨折的 5%～10%，多發生在兒童及青壯年。

症狀

主要表現為局部腫脹、皮下淤血、壓痛或畸形，畸形處可觸到移位的骨折斷端，如骨折移位並有重疊，肩峰與胸骨柄間距離變短。

治療

（1）懸吊患肢。青枝骨折、不全骨折或內 1/3 移位不大的骨折，用三角巾或頸腕吊帶懸吊患肢 1~2 周，疼痛消失後開始功能鍛煉。

（2）復位固定。有移位的骨折，手法重定，「8」字形石膏固定 4~5 周。

（3）手術治療。如開放骨折，合併血管、神經損傷的骨折，有喙鎖韌帶斷裂的鎖骨外端或外 1/3 移位骨折，骨折不連接等可視骨折的類型和部位等不同，選擇「8」字鋼絲、克氏針或鋼板螺絲釘固定。

預防

本病多由於外傷性因素引起，無特殊預防措施，主要是要注意安全，避免創傷，另外需要注意的是，由於肩關節活動的牽拉，鎖骨骨折不易維持整複位置，可發生畸形癒合，但很少妨礙功能。除非手術復位，一般患者不需住院。

落枕又稱「失枕」，是頸部常見的軟組織損傷疾患，輕者數日自愈，重者可遷延數周。多見於青壯年，春秋兩季發病較高。多由體質虛弱或過度勞累，睡眠時頭頸位置不當及枕頭高低不適所致。

症狀

主要表現為晨起突感頸後部，上背部疼痛不適，以一側為多，或有兩側俱痛者，或一側重，一側輕。多數患者可回想到昨夜睡眠位置欠佳，或有受涼等因素。由於疼痛，使頸項活動欠利，不能自由旋轉，嚴重者俯仰也有困難，甚至頭部強直於異常位置，使頭偏向病側。以急性頸部肌肉痙攣、強直、酸脹、疼痛和頸部運動功能障礙為主要症狀。

治療

（1）推拿治療。以溫經散寒，舒筋通絡，活血止痛為主。首先推揉患側頸項及背部，配合輕緩的頭部前屈、後伸及左右旋轉活動，然後彈撥頸部肌肉、使之逐漸放鬆。可一手托下頜，一手扶後枕部，將頸部向前屈，雙手在緩緩地左右旋轉頭部數次後，迅速向患側加大旋轉幅度作扳動，幅度以患者能耐受為度。

（2）刮痧療法。選取天柱、大杼、風池、肩井、外關、懸鐘穴，用刮痧板反復刮拭數次，以局部皮膚下出現滲血為度，一次不癒者隔日再治療一次。

（3）拔罐療法。取肩井、天宗、曲池、阿是池，用閃火法拔罐，以局部皮膚潮紅為度。起罐後輕輕按揉，並囑患者活動頸部。

預防

在日常生活工作中要加強自我保護意識，減少或避免一些生活損傷。注意頸肩部保暖，避免受寒受涼，睡枕的高低要適宜，防止過度疲勞。

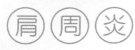

肩周炎又稱肩關節組織炎，是肩周肌肉、肌腱、滑囊和關節囊等軟組織慢性炎症，50 歲左右的人比較常見。但辦公室工作人員由於長期伏案工作也易患肩周炎。

症狀

初期為炎症期，肩部疼痛難忍，尤以夜間為甚。睡覺時常因肩怕壓而特定臥位，翻身困難，疼痛不止，不能入睡。如果初期治療不當，將逐漸發展為肩關節活動受限，不能上舉，呈凍結狀。嚴重時生活不能自理，肩臂局部肌肉也會萎縮，患者極為痛苦。

治療

（1）在肩周炎早期即疼痛期，主要是以解除疼痛，預防關節功能障礙為目的，可採用吊帶制動、封閉療法等物理治療方法解除疼痛，必要時可內服消炎鎮痛類藥物，外塗解痙鎮痛酊劑等藥物。

（2）在肩周炎凍結期關節功能障礙是其主要問題，治療重點以恢復關節運動功能為目的。採用治療手段可以用理療、推拿等。

（3）在恢復期以消除殘餘症狀為主，以繼續加強功能鍛煉為原則，增強肌肉力量。

預防

（1）避免肩部過度疲勞。

（2）避免肩部受寒受濕。尤其是老年人夜間睡眠時，要注意肩部保暖。

（3）避免肩部外傷。老年人運動功能協調性差，稍受外力作用就會引起肩部軟組織損傷，甚至骨折，應充分注意。

（4）保持肩關節的穩定性，增加肩部肌力練習。

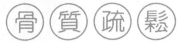

骨質疏鬆

是老年人的常見病，多發病。有資料統計，45 歲以上的婦女，近 1/3 患有輕重不同的骨質疏鬆；而 75 歲以上的婦女，骨質疏鬆症的患病率高達 90% 以上。

治療

（1）骨肽片。能直接到達骨質疏鬆部位，靶向性好，含有多種骨生長因數。

（2）阿倫膦酸鹽。抑制破骨細胞的作用，具有治療骨質疏鬆症的效果。

（3）降鈣素。對於停經 5 年以上的骨質疏鬆症婦女有效。不過，只要停止藥物治療，骨質流失速度會開始加快，因此必須長期治療。

（4）鈣劑和維生素 D。聯合用藥效果較好。維生素 D 是鈣離子被骨髓吸收的載體，使人體對鈣離子吸收能成倍增加，吸收更好。

（5）荷爾蒙補充療法。雌激素加上黃體素，可以預防與治療骨質疏鬆症。如果沒有子宮，則不需要黃體素。

預防

（1）控制飲食結構，避免酸性物質攝入過量，加劇酸性體質。大多數的蔬菜水果都屬於鹼性食物，而大多數的肉類、穀物、糖、酒、魚蝦等類食物都屬於酸性食物，健康人每天的酸性食物和鹼性食物的攝入比例應遵守 1:4 的比例。

（2）吸菸會影響骨峰的形成，過量飲酒不利於骨骼的新陳代謝，喝濃咖啡能增加尿中鈣的排泄，影響身體對鈣的吸收，攝取過多的鹽以及蛋白質過量亦會增加鈣流失。日常生活中應該避免形成上述不良習慣。

（3）運動可促進人體的新陳代謝。進行戶外運動以及接受適

量的日光照射，都有利於鈣的吸收。運動中肌肉收縮、直接作用於骨骼的牽拉，會有助於增加骨密度。

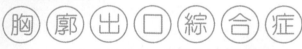

胸廓出口綜合症是鎖骨下動靜脈和臂叢神經在胸廓上口受壓迫而產生的一系列症狀。

症狀

（1）神經受壓症狀有疼痛，感覺異常與麻木，常位於手指和手的尺神經分布區。也可在上肢、肩胛帶和同側肩背部疼痛並向上肢放射。晚期有感覺消失，運動無力，魚際肌和骨間肌萎縮，4～5 指伸肌麻痺形成爪形手。

（2）動脈受壓症狀有手臂或手的缺血性疼痛、麻木、疲勞、發涼和無力。靜脈受壓症狀有疼痛、腫脹、皮膚變紫。

治療

（1）保守治療。包括局部封閉，口服地塞米松、強的松和消炎痛等藥物，採用透熱療法或碘離子透入，肩帶肌肉鍛煉的體療和頸部牽引等。

（2）手術治療。解除對血管神經束的壓迫，使臂叢和鎖骨下動脈下移而又不產生畸形併發症。

預防

（1）避免用肩扛重的東西，因這樣會壓迫鎖骨，且增加在胸出口上的壓力。

（2）可以做一些簡單練習使肩部肌肉強壯。①站在角落裡，大約離開 30 公分左右，兩手放在兩面牆壁上。身體向角落靠，感覺到脖子有牽拉為止，堅持 5 秒鐘。②左手放在後腦勺上，右手放在背後。用左手將頭部向左肩靠，右邊脖子有牽拉感為止，堅持 5 秒鐘。換手再向相反的方向練習。③聳肩，類似肩關節做圓弧形運動。④向地筆直地昂起頭，保持下顎位置，堅持 5 秒。

揭開妳身體的秘密
女性自我檢測枕邊書

作　　者：陳　敏

發 行 人：林敬彬
主　　編：楊安瑜
編　　輯：陳佩君
美術編排：鄭念慈
封面設計：鄭念慈
出　　版：大都會文化事業有限公司　行政院新聞局北市業字第 89 號
發　　行：大都會文化事業有限公司
　　　　　11051 台北市信義區基隆路一段 432 號 4 樓之 9
讀者服務專線：02-27235216
讀者服務傳真：02-27235220
電子郵件信箱：metro@ms21.hinet.net
網　　　址：www.metrobook.com.tw

郵政劃撥：14050529 大都會文化事業有限公司
出版日期：2011 年 12 月初版一刷
定　　價：250 元
ISBN：978-986-6152-29-0
書　　號：Health⁺36

Chinese (complex) copyright©2011 by Metropolitan Culture Enterprise Co., Ltd.
4F-9, Double Hero Bldg., 432, Keelung Rd., Sec. 1,
Taipei 11051, Taiwan
Tel:+886-2-2723-5216　Fax:+886-2-2723-5220
Web-site:www.metrobook.com.tw
E-mail:metro@ms21.hinet.net

◎本書由湖北科學技術出版社授權繁體字版之出版、發行。
◎本書如有缺頁、破損、裝訂錯誤，請寄回本公司更換。

國家圖書館出版品預行編目 (CIP) 資料

揭開妳身體的秘密：女性自我檢測枕邊書/陳敏編著.--
初版.--臺北市：大都會文化，2011.12
　　面；　公分
ISBN 978-986-6152-29-0(平裝)
1. 婦科 2. 婦女健康
417.1　　　　100020983

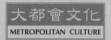

大都會文化
METROPOLITAN CULTURE